Hofmann

Prostata

Prostata

Was Männer wissen sollten

Prof. Dr. med. Rainer Hofmann

HIRZEL

Die in diesem Buch aufgeführten Angaben wurden sorgfältig geprüft. Dennoch können die Autoren und der Verlag keine Gewähr für deren Richtigkeit übernehmen.

Ein Markenzeichen kann warenrechtlich geschützt sein, auch wenn ein Hinweis auf etwa bestehende Schutzrechte fehlt.

Bibliografische Information der Deutschen Nationalbibliothek
Die Deutsche Nationalbibliothek verzeichnet diese Publikation in der Deutschen Nationalbibliografie; detaillierte bibliografische Daten sind im Internet unter http://dnb.d-nb.de abrufbar.

7. Auflage erschienen 2004 beim Wort&Bild Verlag
8., aktualisierte und neu gestaltete Auflage erschienen beim S. Hirzel Verlag

ISBN 978-3-7776-2117-3

Birkenwaldstr. 44, 70191 Stuttgart
www.hirzel.de
Printed in Germany
Satz: Mediendesign Späth GmbH, Birenbach
Druck und Bindung: Bosch-Druck, Landshut
Umschlaggestaltung: ergo, Stuttgart, unter Verwendung eines Bildes von BananaStock/Thinkstock/Getty Images

Inhalt

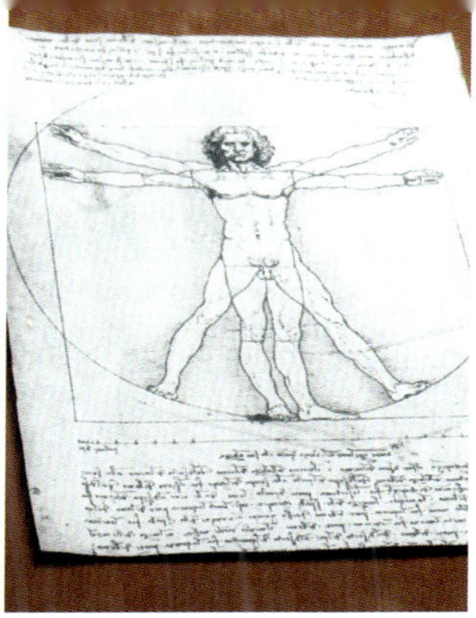

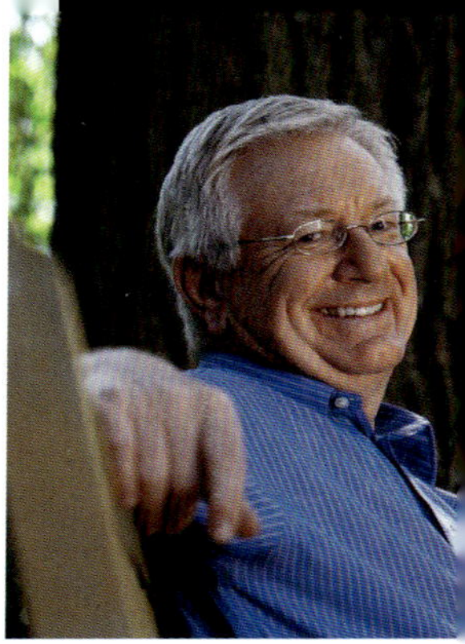

Inhalt

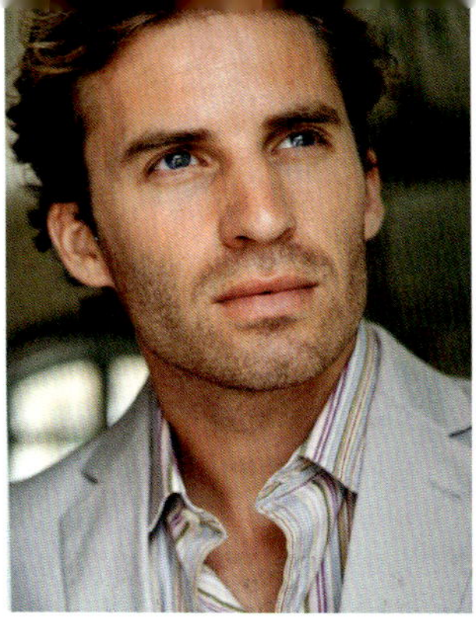

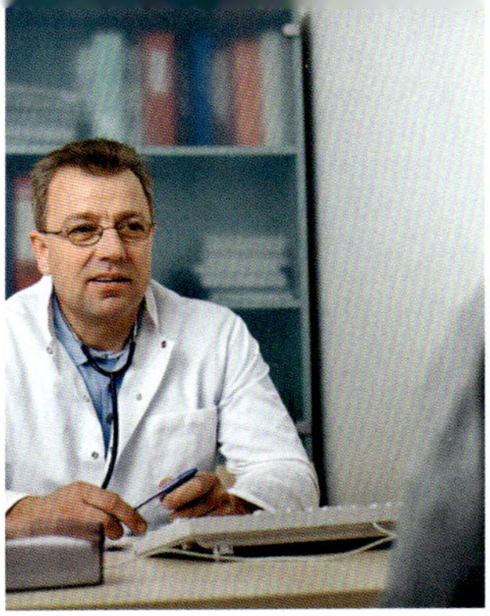

Inhalt

Inhalt

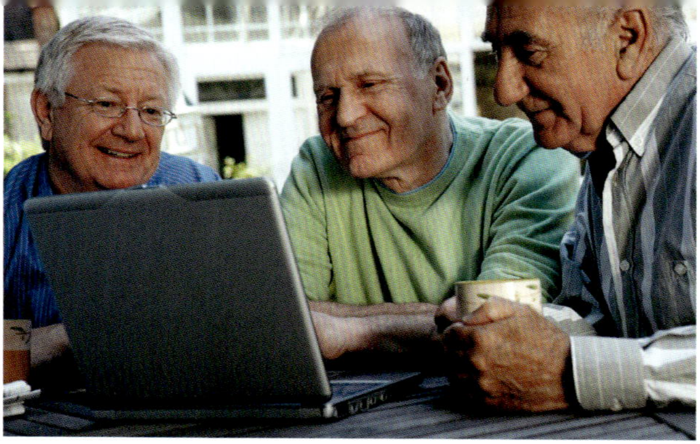

Vorwort

»Ich muss zugeben, ich wusste nicht einmal, dass ich eine Prostata habe und wozu sie da ist. Erst jetzt, wo ich Probleme damit habe, kenne ich mich aus. Leider viel zu spät.« Vielen Männern geht es wie diesem Patienten, der mit 56 Jahren an Prostatakrebs erkrankte. Wir leben in einer Gesellschaft, in der Leistungsfähigkeit und Perfektion zentrale Anforderungen an die Menschen darstellen. Diese Anforderungen drängen insbesondere Menschen mit Tabu-Krankheiten wie Inkontinenz oder Prostatabeschwerden in die Sprachlosigkeit. Das Schweigen der Betroffenen hat häufig weitreichende Folgen für ihre Lebensqualität. Beim Prostatakrebs kann die Tabuisierung lebensgefährlich sein, denn frühzeitig erkannt, ist diese Krebserkrankung mit großer Wahrscheinlichkeit heilbar.

Diese Tatsache macht es notwendig, über Warnzeichen zu informieren, die eine beginnende Krebserkrankung signalisieren können. Auch eine kritische Einschätzung der verfügbaren Prostatakrebs-Früherkennungsmethoden ist wichtig. Aufklärung und Information sind darüber hinaus unverzichtbar für den Umgang mit einer Prostata-Erkrankung: Nur ein aufgeklärter Patient, der weiß, was mit ihm geschieht, kann aktiv an seiner Genesung mitwirken. Es ist wissenschaftlich unbestritten, dass gut aufgeklärte Patienten besser mit der Krankheit und den zum Teil anstrengenden therapeutischen Maßnahmen umgehen können.

Als Ehrenpräsidentin der Deutschen Krebshilfe gebe ich betroffenen Männern daher den Rat: Brechen Sie das Schweigen! Fragen Sie nach und informieren Sie sich – dieser Ratgeber leistet dabei hervorragende Hilfe. Auch die Deutsche Krebshilfe ist immer für Sie da. Sprechen Sie uns an!

Professor Dr. Dagmar Schipanski
Ehrenpräsidentin der Deutschen Krebshilfe

Einführung

Von Mann zu Mann

Jeder Arzt wird es bestätigen: Es gibt keine peinlichen Krankheiten, für die man sich schämen muss. Jeder praktisch tätige Arzt wird aber auch immer wieder beobachten, dass es Befunde und Erkrankungen gibt, über die zu sprechen den Betroffenen – gegen alle Vernunft – unangenehm ist.

Solche Beschwerden werden oft nicht nur dem Arzt verschwiegen: Viele Männer verdrängen sie auch vor sich selbst und wollen sie nicht wahrhaben.

Das betrifft nicht nur die häufigen Fälle unkontrollierten Harn- oder Stuhlabgangs im höheren Lebensalter oder das Nachlassen der männlichen Potenz. Auch die Beschwerden beim Wasserlassen, die sehr viele ältere Männer verspüren, gehören dazu. Ursache dafür, dass die Blasenentleerung nur langsam erfolgt und der Urin oft nur tröpfelnd, nicht in vollem Strahl fließt, kann eine Wucherung der Prostata – der Vorsteherdrüse des Mannes – sein. Das ist eine sehr häufige Funktionsstörung. Man kann sie als die Krankheit des Mannes in der zweiten Lebenshälfte schlechthin bezeichnen. Dennoch ist es vielen Männern unangenehm, mit diesen Beschwerden zum Arzt zu gehen. Warum?

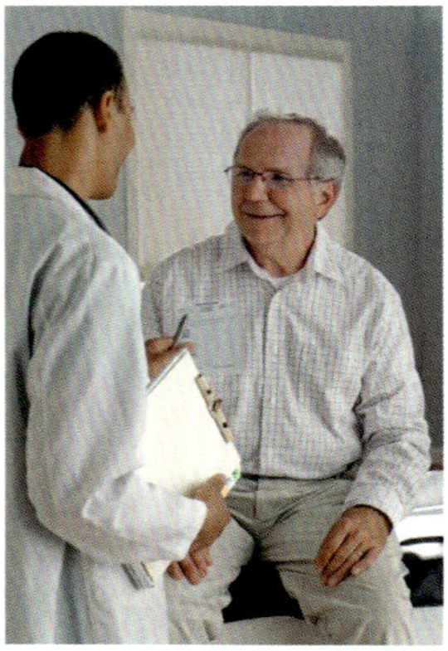

Bei gezieltem Nachfragen treten unterschiedliche Gründe zu Tage. Häufig ist es tatsächlich eine falsche, bei der älteren Generation noch anzutreffende Scheu vor dem Intimbereich. Nicht zu unterschätzen ist ein anderer psychologischer Effekt: Die Prostatavergrößerung ist angeblich eine Krankheit der alten Männer, ein »Großvater-Leiden«. »Ich bin doch noch kein alter Mann!« – dieser Gedanke setzt sich bewusst oder unbewusst bei manchen Betroffenen fest. Und das ist wiederum ein Anlass, die Beschwerden zu bagatellisieren, auf Besserung zu warten und Angehörigen wie Ärzten die Probleme zu verschweigen. Ein dritter, nicht zu vernachlässigender Aspekt ist die Angst – z. B. vor einer möglicherweise unangenehmen, schmerzhaften Untersuchung. Aber auch die

Furcht vor chirurgischen Eingriffen, von denen man so viel Unangenehmes gehört hat, belastet viele Männer.

Es gibt also ein ganzes Bündel von Erklärungsmöglichkeiten, weshalb mancher Patient sehr lange wartet, bis er sich seinem Arzt anvertraut. Dass das falsch ist, wissen wir. Es ist aber auch in gewissem Maße verständlich, vor allem wenn man nicht weiß, was sich eigentlich bei dieser Krankheit abspielt, wie sie entsteht, welche Folgen eine verspätete Behandlung, ein Eingriff oder eine Therapie mit Medikamenten haben können und wie viele Leidensgefährten es gibt, die sich mit den gleichen Sorgen und Schwierigkeiten herumschlagen.

Oft verdrängen Männer auch die Vorstellung, eine bösartige Geschwulst, ein Prostatakrebs, könnte hinter ihren Beschwerden stecken. Die Krebsangst macht viele Vorsorgebemühungen der Ärzte – leider – zunichte. Das gilt auch für Prostatakranke.

Damit ist das Anliegen dieses Gesundheitsratgebers bereits beschrieben: Er soll die Betroffenen diskret und umfassend informieren und sie bewegen, zum Arzt zu gehen, anstatt ihre Probleme zu verdrängen oder sich unnötig zu sorgen. Das Buch will und kann den Arzt nicht ersetzen. Es kann aber den Weg zu ihm ebnen und damit den Arztbesuch erleichtern. Außerdem enthält es praktische Hinweise und Ratschläge für den Umgang mit Prostataleiden. Machen Sie sich klar: Prostatabeschwerden sind in den allermeisten Fällen zu beheben – aber Sie müssen selbst den ersten Schritt tun und mit Ihrem Arzt darüber sprechen!

Wissenswertes aus der Anatomie

Viel mehr Männer, als man gemeinhin annehmen würde, haben eine vergrößerte Prostata. Häufig wissen sie gar nichts davon und befassen sich erst dann genauer mit ihrer Vorsteherdrüse, wenn der Arzt festgestellt hat, dass sie vergrößert ist. Dieses Kapitel beschreibt die Rolle der Prostata im »Schnittpunkt« zwischen Harnwegssystem und Geschlechtstrakt des Mannes.

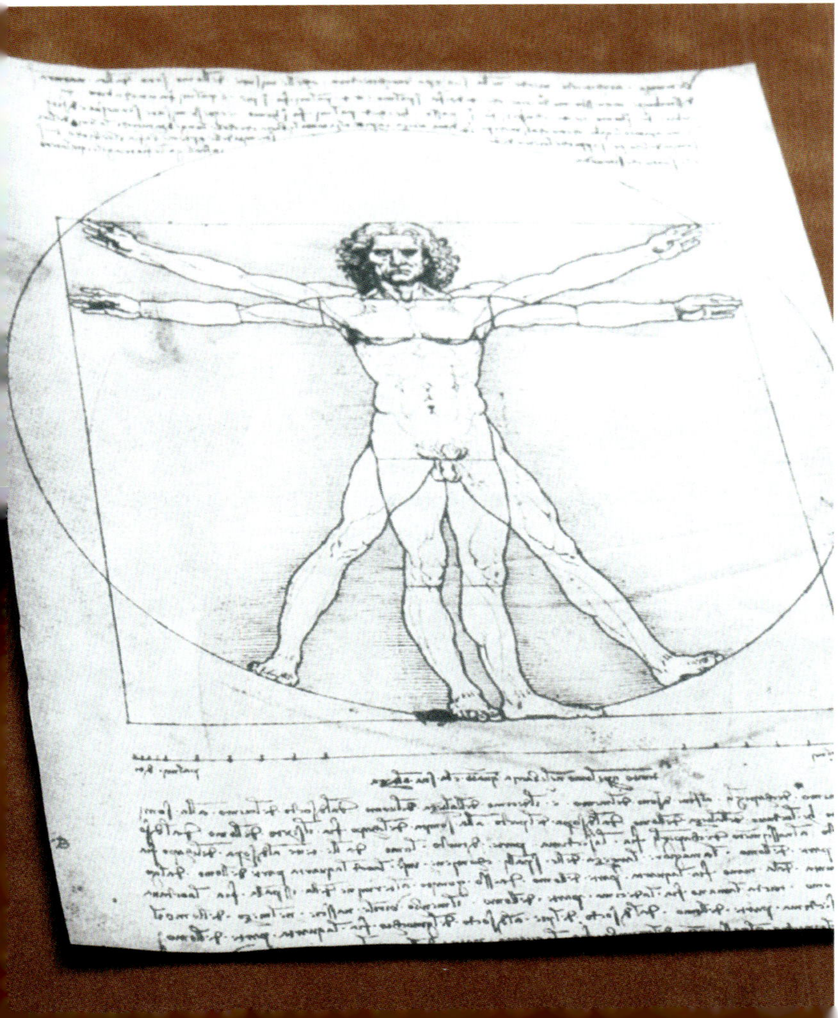

Die Prostata – eine Drüse mit »Eigenleben«

INFO

Die Konzentration der Wasserstoffionen in einer Flüssigkeit – **pH-Wert** genannt – bestimmt, ob diese Flüssigkeit *alkalisch* oder *sauer* ist.

Ein pH-Wert von 7 (Wasser) ist neutral. Bei Werten unter 7 handelt es sich um eine Säure, bei Werten über 7 um eine alkalische Lösung (Lauge). Lackmuspapier verfärbt sich in einer Säure rot, in einer Lauge blau.

Ganz ehrlich: Wissen Sie eigentlich, welche Funktion die Prostata hat, wo sie im Organismus liegt oder wie oft sie krankhaft verändert ist? Bei einer Befragung von Männern verschiedener Altersgruppen kamen die kuriosesten Antworten. Am häufigsten wurde die Prostata als Quelle der Samenfäden, als männliche Keimdrüse bezeichnet. Das stimmt natürlich nicht! Auch die Ansicht, dass ihre Vergrößerung erst um das siebzigste oder achtzigste Lebensjahr eintritt und dann signalisiert, dass die Geschlechtsfunktion völlig erloschen sei, beruht auf einer Fehlinformation. Die Hauptfunktion der Prostata besteht darin, ein milchiges, **alkalisches** Sekret abzugeben, das einen Teil der Samenflüssigkeit bildet. Es regt zum einen die Samenbeweglichkeit an, zum anderen neutralisiert es das **saure**, spermienfeindliche Milieu in der Scheide (Näheres dazu auf Seite 27 f.).

Viele – vor allem jüngere – Patienten sind überrascht, wenn ich ihnen die Häufigkeit und die Altersverteilung der **gutartigen Prostatavergrößerung** nenne. Bereits unter den 30-jährigen Männern haben rund zehn Prozent eine Prostatavergrößerung, auch als *Prostata-Adenom* bezeichnet. Unter den 50-jährigen sind es bereits 40 bis 50 Prozent, im siebten und achten Lebensjahrzehnt weisen etwa 60 bis 70 Prozent aller Männer eine gutartige Prostatavergrößerung auf. Jenseits des 90. Lebensjahres gibt es praktisch keinen Mann mehr, dessen Prostata nicht vergrößert ist. Die Erkrankung nimmt also eindeutig mit dem Lebensalter zu, wie übrigens auch die bösartige Variante, der Prostatakrebs. Das heißt allerdings nicht, dass in jedem dieser Fälle auch starke Beschwerden vorhanden sein müssen. Nicht immer ist eine intensive ärztliche Behandlung notwendig. Jeder Mann sollte aber die sichtbaren oder spürbaren Veränderungen kennen, um im Falle von

Komplikationen oder bei raschem Fortschreiten der Wucherung rechtzeitig medizinische Hilfe in Anspruch nehmen zu können.

Statistische Untersuchungen aus den USA beziffern die Wahrscheinlichkeit, dass sich ein Mann im Laufe seines Lebens einer Prostata-Operation unterziehen muss, mit zehn Prozent. Bei einem Drittel aller Männer führt eine Vergrößerung der Prostata zu erheblichen Beschwerden, die nur noch durch operative Eingriffe zu beheben sind. Auch unsere Erfahrungen in Deutschland bestätigen, dass etwa 30 bis 40 Prozent aller 70-Jährigen wegen der auftretenden Beschwerden von sich aus – ohne Vorsorgeuntersuchung – zum Arzt gehen. Damit gehört die Prostatavergrößerung zu den häufigsten Befunden bei Männern in der zweiten Lebenshälfte. Schon deshalb ist Scham unnötig.

Ein *Adenom* (von griech. aden = *Drüse*) ist eine gutartige Geschwulst, die durch Neubildung von Gewebe an einer Drüse oder auf der Schleimhaut des Magen-Darm-Traktes entsteht.

Hält man diesen Häufigkeitszahlen entgegen, dass bei uns nur etwa zwölf Prozent aller Männer über 45 Jahre die von den Krankenkassen kostenlos angebotenen Vorsorgeuntersuchungen der Prostata wahrnehmen, dann stimmt dieses fehlende Gesundheitsbewusstsein bedenklich. Über die möglichen Gründe wurde schon gesprochen: Scham, Angst, Tabus im Bereich der Sexualität – das alles spielt sicher eine Rolle.

Ein weiteres Phänomen kommt hinzu. Die Krankheit verläuft sehr lange schmerzfrei, fast ohne Symptome. Daran, dass es beim Wasserlassen einige Zeit dauert, bis der Harnstrom allmählich einsetzt, gewöhnt man sich. Die eigentlichen, stärkeren Beschwerden können über Jahre und Jahrzehnte ausbleiben. Dennoch ist der Befund vorhanden, der auch im Organismus später Störungen auslöst: Die Prostata gehört zwei unterschiedlichen Organsystemen an – sie ist Teil der Geschlechtsorgane, aber auch des Harnwegssystems. Ihre Vergrößerung kann die Urinausscheidung aus der Blase erschweren und dadurch möglicherweise zu Veränderungen in den Harnwegen und in den Nieren führen (s. Seite 25 f.).

Offenbar werden im Freundeskreis manchmal regelrechte Horrorgeschichten über die Prostatadiagnostik verbreitet – völlig zu Unrecht, wie dieser Ratgeber auch zeigen wird (ab Seite 46).

Unterhält man sich als Arzt intensiver mit den Patienten und fragt, warum sie erst so spät zur Untersuchung kommen, erfährt man oft, dass sie aus Angst vor schmerzhaften und belastenden Untersuchungsverfahren den Arztbesuch hinauszögerten. Allen jetzt oder künftig betroffenen Männern möchte ich mit Nachdruck versichern: Wird das Leiden rechtzeitig erkannt und richtig behandelt, so kann in einem sehr hohen Prozentsatz der Fälle dauerhaft geholfen werden, sei es beim gutartigen Prostata-Adenom, also einer Zunahme des Drüsengewebes, oder auch beim Prostatakrebs. Das setzt aber voraus, dass der Kranke die heute verfügbaren medizinischen Möglichkeiten nutzt und nicht aus Sorge vor einer vielleicht schmerzhaften Untersuchung oder Therapie den Arztbesuch hinauszögert oder gar wartet, bis aus den leichten Beschwerden starke Schmerzen werden.

Um das Verständnis für die Zusammenhänge von Prostataveränderungen und Folgeschäden zu wecken, um zu erläutern, wie es zu Wucherungen oder Geschwülsten der Prostata kommen kann, sollen Ihnen die nachfolgenden Abschnitte zunächst die erforderlichen anatomischen Grundkenntnisse liefern.

Harn- und Geschlechtsorgane des Mannes

Die Prostata oder Vorsteherdrüse ist, wie bereits erwähnt, **zwei Organsystemen** zuzurechnen, die zwar anatomisch eng beieinander liegen, aber unterschiedliche Aufgaben zu erfüllen haben: den **Harnwegen**, die den Urin ausscheiden, und dem **Geschlechtstrakt**, in dem die Spermien produziert und ausgestoßen werden. Abbildung 1 auf der nächsten Seite zeigt den *Urogenitaltrakt* des Mannes mit allen wichtigen Organen.

Da wir uns in diesem Buch mit den Erkrankungen der Prostata befassen, müssen wir also in die Beschreibung der anatomischen Gegebenheiten beide Organsysteme einbeziehen. Dabei verfolgen wir zum einen den Weg des Harns von den Nieren bis in die Harnröhre, zum anderen den Weg der Samen von den Hoden über die Samenleiter bis zur Samenentleerung wiederum durch die Harnröhre.

Ohne dieses anatomische Rüstzeug tun Sie sich schwerer, später in diesem Buch beschriebene ärztliche Befunde oder Eingriffe zu verstehen.

Nieren

Die Nieren liegen in der Lendengegend innerhalb einer Fett- und Bindegewebskapsel. Diese grenzt vorn an den Bauchraum mit seinen inneren Organen sowie rückwärtig an die Rückenmuskulatur. Gewöhnlich steht die rechte Niere etwas tiefer, da sie von der Leber nach unten gedrängt wird. Die Niere eines erwachsenen Menschen hat die Form einer Bohne und wiegt etwa 150 Gramm.

Die Nieren sind eines der Hauptausscheidungsorgane unseres Körpers. Sie filtern aus dem Blut die Stoffe heraus, die aus dem Blutkreislauf ausgeschieden werden müssen (harnpflichtige Substanzen). Das sind vor allem Abbauprodukte von Eiweißen aus der Nahrung, aus den Körperspeichern und aus dem Zellstoffwechsel. Hierzu wird das Blut durch die Membranen kleiner Gefäße gepresst. Sie wirken wie eine Art Filter, das nur bestimmte Substanzen, die ausgeschieden werden müssen, hindurchlässt. Dieses Filtrat, der *Primärharn*, wird in den **Nierenkörperchen**, die ein Teil der Nieren sind, gebildet.

Die andere wichtige Aufgabe der Nieren ist es, den Wasser- und Salzhaushalt im Körper aufrechtzuerhalten. Einige Substanzen

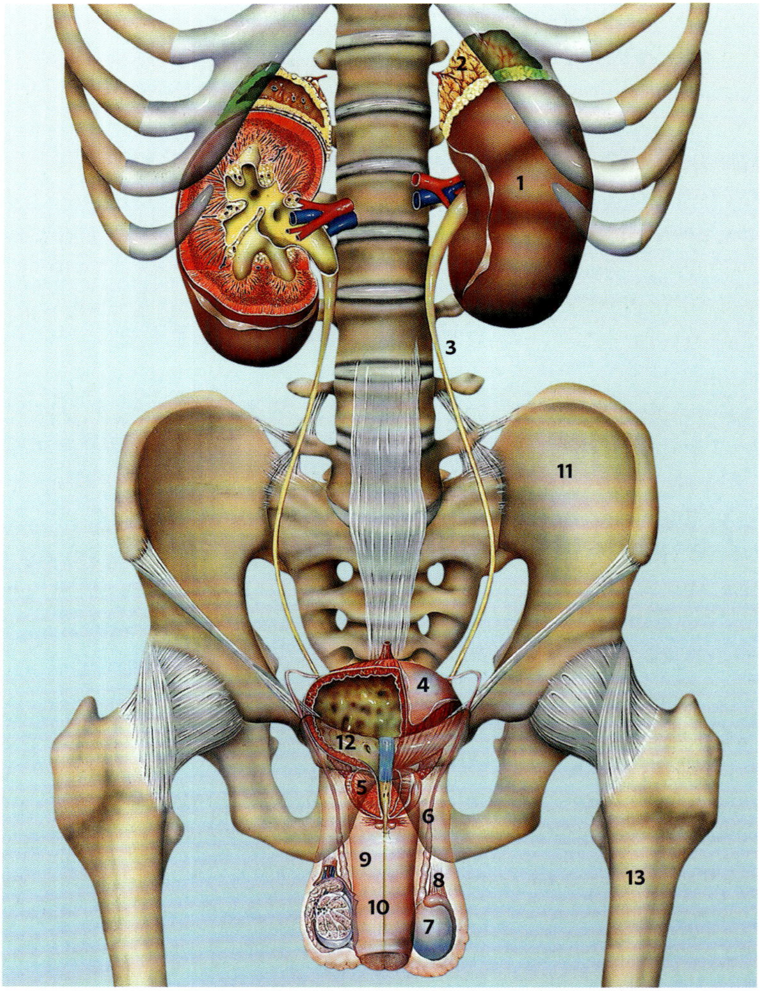

Abb. 1 Urogenitaltrakt des Mannes: Niere (1) mit Nebenniere (2), beide links im Bild angeschnitten, Harnleiter (3), Blase (4, links angeschnitten), Prostata (5), Samenleiter (6), Hoden (7) und Nebenhoden (8), beide links im Bild angeschnitten, Penis (9), Harnröhre (10), Beckenknochen (11), Schambeinknochen (12, vor der Blase), Oberschenkelknochen (13).

(wie Salze, Zucker und Aminosäuren, die Bausteine für Eiweißstoffe) werden von den **Nierenkanälchen** – sie schließen sich direkt an die Nierenkörperchen an – wieder aufgenommen. Sie sind so etwas wie eine zweite »Filterstation«. Die Urinproduktion ist also ein recht komplexer Vorgang: Wasser und harnpflichtige Stoffe werden ausgeschieden, Salze, Zucker und Eiweißbestandteile werden zurückgewonnen – ein echtes »Wertstoffrecycling«! Der Urin fließt dann weiter in die **Sammelrohre**, in denen er abermals konzentriert wird. Über die Sammelrohre wird der Harn in die **Nierenkelche** und das **Nierenbecken** geleitet.

Jede Niere weist acht bis zwölf solcher Nierenkelche auf, die in zwei Reihen liegen. Die kleinen Nierenkelche münden schließlich in drei bis vier größere Gänge, die in das Nierenbecken führen. An seiner Unterseite formt sich das Nierenbecken zu einem Übergang in den **Harnleiter**, der den Urin von der Niere in die Blase transportiert.

Harnleiter

Die Harnleiter verbinden, wie gerade beschrieben, die Nieren mit der **Harnblase** (vgl. Abb. 1). Bei einem Erwachsenen sind sie, je nach Körpergröße, etwa 25 bis 30 Zentimeter lang und verlaufen in einer leichten, s-förmigen Krümmung vom Nierenbecken bis zu ihrer Mündung am Boden der Harnblase.

Durch wellenförmiges Zusammenziehen der Muskulatur in der Harnleiterwand wird der Urin aktiv nach unten gepresst. An der Stelle, an der die Harnleiter durch die Blasenwand hindurchtreten, ist die Muskulatur verstärkt. Sie bildet damit einen Verschlussmechanismus, sodass der Urin nicht aus der Blase zurückfließen kann. Ist die Blase jedoch überfüllt, beispielsweise durch ein Ab-

INFO

Die Regulierung des Wasser- und Salzhaushaltes durch die Nieren erklärt auch ihre maßgebliche Rolle bei der Blutdrucksteuerung.

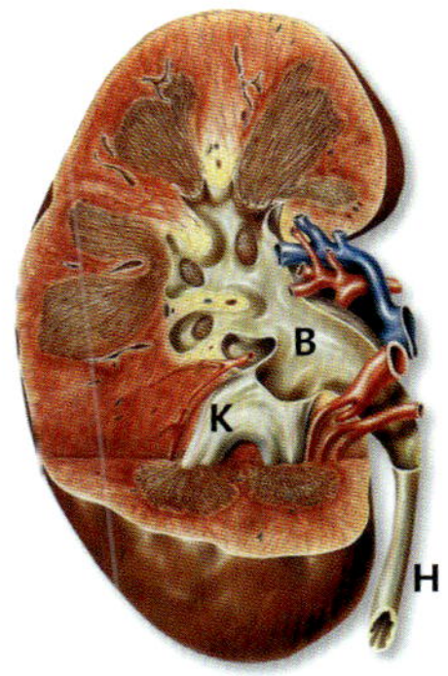

Niere mit Nierenkelch (K), Nierenbecken (B), Harnleiter (H).

INFO

Die Nieren produzieren täglich etwa 1,5 Liter *Endharn*, der über die ableitenden Harnwege ausgeschieden wird. Pro Minute fließen 3 bis 6 Tropfen Harn durch die Harnleiter in die Blase.

flusshindernis, wie eine vergrößerte Prostata es darstellt (mehr dazu auf Seite 25 f.), kann dieser Schließmechanismus versagen.

Harnblase

Die Harnblase ist ein dehnbares, muskuläres Hohlorgan, das als Sammelbecken für den Urin dient. Bei erwachsenen Männern fasst sie 350 bis 500 Milliliter, bei Frauen etwas weniger (300 bis 450 Milliliter) Urin. In leerem Zustand liegt die Harnblase schalenförmig hinter dem Schambeinknochen. Füllt sie sich allmählich durch die kontinuierliche Urinproduktion der Nieren, so steigt ihr oberer Scheitelpunkt nach oben und überragt schließlich das Schambein des Beckens (s. Abb. 2, Seite 22). Hierbei drückt die jetzt kugelförmige Blase das Bauchfell ebenfalls in die Höhe und hebt dadurch die Eingeweide an. Ist die Blase überfüllt, weil wegen einer Harnsperre der Urin nicht ausgeschieden wird, so kann man sie infolge ihrer starken Vergrößerung mitunter sogar deutlich vorgewölbt am Unterbauch erkennen. In jedem Fall ist sie dann tastbar.

Das Bauchfell ist eine Art »Haut«, die die Bauchhöhle auskleidet.

Die schon erwähnten **Harnleitermündungen** liegen etwa vier bis fünf Zentimeter voneinander entfernt am Boden der Blase, also nicht an deren oberem Scheitelpunkt (s. Abb. 3b, Seite 24). Das ist keine Laune der Natur, sondern es hat seine Gründe: Der Blasenboden bleibt in seiner Lage und Ausdehnung stabil. Die oberen Blasenanteile dagegen verändern je nach Füllungszustand ihre Größe und Form. Würden die Harnleiter im oberen Bereich in die Blase münden, könnte kein muskulärer Verschluss verhindern, dass der Urin aus der Blase zurück in die Harnleiter fließt.

Der Urintransport ist ein aktiver Vorgang. Eine wellenförmige Muskelbewegung, erzeugt durch ringförmiges Zusammenziehen

(*Peristaltik*) der Muskeln in der Harnleiterwand, befördert kleine Urinportionen von der Niere in die Blase. Hat die peristaltische Welle der Harnleiter die Einmündungsstelle in die Blase erreicht, erweitern sich aufgrund eines Reflexes die Harnleiteröffnungen und ermöglichen, dass der Urin in die Blase hineinfließen kann.

Jeder Mensch weiß, dass bei einem bestimmten Füllungszustand der Blase **Harndrang** entsteht, der zum Toilettengang und zum Wasserlassen animiert. In der Blasenwand sitzen Rezeptor-(Empfänger-)Zellen, die auf den Reiz der Blasendehnung reagieren. Sie vermitteln über Nervenbahnen ein Signal an das Gehirn, wodurch uns die Blasenfüllung bewusst wird. Entscheiden wir uns daraufhin für die Entleerung der Blase, so sorgt das Gehirn – wiederum über Nervensignale – dafür, dass der **äußere Blasenschließmuskel** erschlafft. Er umgibt die Harnröhre unterhalb der Prostata (s. Abb. 2, Seite 22, und Abb. 3a, Seite 24) und verhindert, dass ununterbrochen Harn abgeht. Dieser Muskel ist Bestandteil der Beckenbodenmuskulatur (vgl. Abb. 2), einer Muskelplatte, die den Bauchraum nach unten abschließt und das Gewicht der Bauchorgane trägt, wenn wir aufrecht stehen. Bevor der Harn abfließen kann, müssen allerdings zwei weitere Schritte ablaufen, die das Gehirn unabhängig von unserem Willen in Gang setzt: Die Blasenwandmuskulatur zieht sich zusammen, um den Urin auszupressen. Gleichzeitig entspannt sich die Muskulatur um den inneren Blasenhals – der **innere Blasenschließmuskel** – und gibt damit den Blasenausgang frei.

Den äußeren Blasenschließmuskel ausgenommen, funktioniert das Harnsystem unabhängig von unserer bewussten Wahrnehmung. Dennoch gibt es verschiedene Einflussfaktoren. In der Regel meldet sich eine gesunde Blase zum ersten Mal bei einer Füllung von 150 bis 250 Millilitern mit einem Harndranggefühl. Ein

INFO

Der Urintransport funktioniert auch, wenn der Harnstrom gegen die Schwerkraft fließen muss, etwa bei einer Beckenhochlagerung, beim Kopfstand oder anderen untypischen Körperpositionen.

INFO

Kinder lernen im Laufe ihrer Entwicklung, den äußeren Blasenschließmuskel willkürlich, d. h. bewusst und vom eigenen Willen gesteuert, zu betätigen. Bei Ohnmächtigen oder als Folge verschiedener Nervenkrankheiten fehlt diese willentliche Steuerung der Harnentleerung.

ACHTUNG

In jedem Fall sollten Sie Ihre Blase regelmäßig entleeren. Häufige Überfüllung, auch wenn sie Ihnen noch nicht unangenehm wird, kann die Blasenwandmuskulatur dehnen und damit schwächen, sodass sie den Urin nur noch unzureichend auszutreiben vermag (s. auch Seite 36).

zweiter, deutlicherer Harndrang entsteht meist bei 250 bis 300 Millilitern; ab 350 bis 400 Milliliter wird er stärker und schließlich quälend. Das Verspüren dieses zweiten Harndrangs veranlasst uns unter normalen Umständen zur Blasenentleerung. Manche Menschen empfinden schon bei viel geringerer Füllung den Drang zum Wasserlassen (»Konfirmandenblase«; weitere Ursache: Blasenentzündung), anderen sind selbst größere Harnmengen in der Blase aus Gewohnheit noch nicht unangenehm. Auch psychische Faktoren spielen eine Rolle.

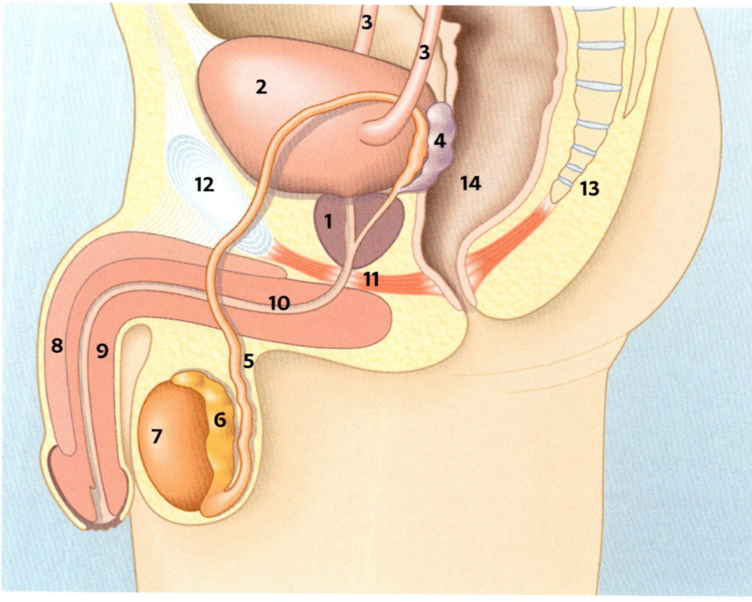

Abb. 2 Ableitende Harnwege und Geschlechtsorgane des Mannes, seitlich gesehen: Prostata (1), Blase (2), Harnleiter (3), Samenbläschen (4), Samenleiter (5), Nebenhoden (6), Hoden (7), Penis mit Glied- (8) und Harnröhrenschwellkörper (9), Harnröhre (10). Außerdem: äußerer Blasenschließmuskel (11) als Teil des Beckenbodens zwischen Schambein (12) und Steißbein (13), Enddarm (14).

Die **Prostata**, Mittelpunkt dieses Buches, befindet sich direkt unterhalb der Blase (s. Abb. 2). Da die Harnröhre auf drei bis fünf Zentimeter Länge mitten durch die Prostata hindurchgeht, muss man diese Drüse zum Harnsystem rechnen, obwohl sie in ihrer eigentlichen Funktion mit der Harnbildung nichts zu tun hat. Auf ihren anatomischen Bau kommen wir ab Seite 25 noch zu sprechen.

Hoden und Nebenhoden

Die **Hoden** sind »Bildungsstätte« der **Spermien**, aber auch Hormonhersteller und -lieferant. Sie liegen in dem zweigeteilten Hodensack und sind von einer festen Kapsel umgeben. Ein Hoden ist aus 200 bis 300 Läppchen aufgebaut, die durch kleine Scheidewände voneinander getrennt sind. Jedes dieser Läppchen enthält zwei bis drei so genannte **Samenkanälchen**, die wiederum der eigentliche Ort der Spermienproduktion sind. In ihren Wänden liegen nämlich die »Ur«-Samenzellen, aus denen durch Teilung und Reifung die Spermien entstehen. Die zwischen den Kanälchen liegenden *Leydig-Zellen* bilden das männliche Geschlechtshormon *Testosteron* (mehr dazu ab Seite 30).

An der Rückseite jedes Hodens liegt ein **Nebenhoden**, dessen oberer Anteil direkt mit dem Hoden verbunden ist. Sein unterer Anteil geht in den **Samenleiter** über (vgl. Abb. 2). Die Nebenhoden bestehen fast ausschließlich aus kleinen, gewundenen Kanälchen. Sie enthalten Spermien »auf Vorrat«, die erst hier endgültig ausreifen. Ein Milliliter Samenflüssigkeit enthält bis zu 40 Millionen Spermien.

Samenstrang

Als Samenstrang bezeichnet man den Samenleiter, einen dickwandigen »Schlauch«, zusammen mit seinen arteriellen und venösen

INFO

Das Sekret der Samenbläschen, das 60 bis 70 Prozent der Samenflüssigkeit ausmacht, ist wie das Prostatasekret (vgl. Seite 14 und 27 f.) alkalisch und hat die gleiche Funktion: Es soll die Spermien beweglicher machen und das saure Milieu der Scheide neutralisieren.

Begleitgefäßen, Nerven sowie Muskelgewebe. Beide Samenleiter verlaufen von je einem Nebenhoden wie in einem »hohen Bogen« erst durch den Leistenkanal, dann entlang der Blase bis hin zur Prostata, wo sie ampullenförmig erweitert sind (s. Abb. 3a). Durch diese beiden Gänge werden die Samenzellen zur Prostata geleitet.

Samenbläschen

Die **Samenbläschen** sind Bestandteil des männlichen Geschlechtstraktes. Der Name irritiert: Sie bilden nicht den Samen, aber sie sondern eine Flüssigkeit (Sekret) ab, die mit den Spermien (Samenzellen) bei der *Ejakulation* (Samenerguss) ausgestoßen wird. Die beiden etwa sechs Zentimeter langen Samenbläschen liegen hinter und oberhalb der Prostata und reichen bis unter den Boden der Blase. Der ausführende Gang aus jedem der beiden gekammerten Samenbläschen vereint sich mit dem jeweiligen Samenleiter kurz vor dessen Eintritt in die Prostata (s. Abb. 3a).

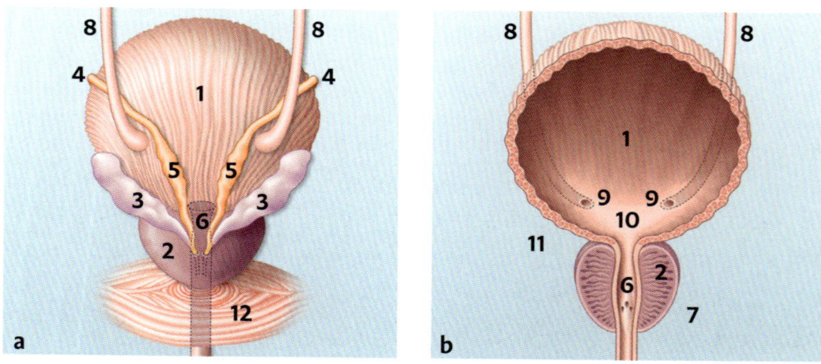

Abb. 3 Blase (1) und Prostata (2) von hinten (a) und vorne (b): Samenbläschen (3) und Samenleiter (4) mit ampullenförmig erweiterten Endstücken (5); »prostatische Harnröhre« (6) mit Samenhügel (7); Harnleiter (8) und -mündungen (9) auf dem »Blasendreieck« (10); Blasenhals (11) am Übergang zwischen Blase und Harnröhre; äußerer Blasenschließmuskel (12), der die Harnröhre unterhalb der Prostata ringförmig umgibt.

Penis und männliche Harnröhre

Der Penis besteht aus zwei **Schwellkörpern**: dem »oberen« oder Gliedschwellkörper, der die *Erektion*, also das Versteifen und Aufrichten des Gliedes, bewirkt, und dem an der Unterseite des Penis verlaufenden Harnröhrenschwellkörper, der die Harnröhre umgibt (s. Abb. 2). Beide sind von einer derben Hülle umschlossen. Der »untere«, weichere Schwellkörper mündet in die Eichel, die auf dem festeren Penisschwellkörper aufsitzt.

Die männliche **Harnröhre** verläuft von der Harnblase aus durch die Prostata in den Penis. Dort zieht sie sich an der Unterseite des oberen, teilweise als Doppelstrang angelegten Penisschwellkörpers entlang. Beim Mann ist sie 15 bis 20 Zentimeter lang und acht bis neun Millimeter weit. Im Gegensatz zur weiblichen Harnröhre hat sie, als gemeinsame Endstrecke zweier Organsysteme, auch zwei Funktionen: die Harn- und die Samenentleerung. Dort, wo die Samenleiter in die Harnröhre münden, auf dem so genannten **Samenhügel** in der Prostata, beginnt diese gemeinsame Endstrecke (s. Abb. 3b).

Prostata (Vorsteherdrüse)

Am »Schnittpunkt« zwischen Harn- und Geschlechtstrakt liegt beim Mann die **Prostata**. In ihr treffen, wie beschrieben, Harnröhre und Samenleiter aufeinander. Diese besondere anatomische Lage, insbesondere hinsichtlich des Harnröhrenverlaufs, erklärt, weshalb Veränderungen dieser Drüse auch andere Körperfunktionen beeinträchtigen. So kann eine krankhafte Vergrößerung der Prostata beispielsweise den Innenraum der Harnröhre einengen. Dadurch wird die Entleerung der Harnblase behindert. Der Harn staut sich auf, in schweren Fällen sogar zurück bis in die Nierenbe-

INFO

Im Vergleich zum gesamten Körpergewicht ist die Prostata ein Zwerg unter den Organen. Sie wiegt beim Erwachsenen im Normalfall etwa 20 Gramm – das macht ein Viertausendstel des durchschnittlichen Körpergewichts aus. Ihre Größe entspricht, sofern die Prostata nicht krankhaft verändert ist, etwa der einer Kastanie.

cken. In diesem Harn-»Stausee« können sich Bakterien leichter vermehren und zu schweren, mit Fieber verbundenen aufsteigenden Entzündungen der Nieren führen. Diese Entzündungen und der Druck der aufgestauten Flüssigkeit können das Nierengewebe schädigen. Daraus kann sich eine gefährliche Einschränkung der Nierenfunktion entwickeln, die in ein Nierenversagen mündet.

Unter dem Mikroskop wird erkennbar, dass die Prostata aus verschiedenen Geweben und Zonen besteht. Man könnte die Vorsteherdrüse von ihrem Aufbau (nicht von der Größe) her auch mit einer Apfelsine vergleichen: außen die Schale, innen Gewebe, das sich wie eine quer durchgeschnittene Apfelsine in tortenstückförmige Schichten gliedert, mit dünnen Bindegewebswänden dazwischen (s. Abb. 3b). Die Schale – bleiben wir bei dem Vergleich – ist eine dünne, aber feste Bindegewebskapsel, die die ganze Prostata umhüllt. Das eigentliche Drüsengewebe besteht aus zahlreichen kleinen Drüsen, die alle mit einem schmalen Ausführgang, ebenfalls am Samenhügel, in den Harnröhrenabschnitt münden, der die Prostata durchzieht. Dieser wird seiner Lage entsprechend **prostatische Harnröhre** genannt. Außerdem finden sich in der Prostata Bindegewebe und so genannte glatte Muskelzellen (Letztere sind auch die Angriffspunkte bestimmter Medikamente bei einer Prostatavergrößerung, s. Seite 70). Die Muskulatur in der Prostata hat die Aufgabe, die in den kleinen Drüsen gebildete Flüssigkeit auszupressen, damit dieses Prostatasekret für den Samenerguss zur Verfügung steht (vgl. Seite 27 f.).

Man kann im Aufbau der Prostata **vier Zonen** unterscheiden (s. Abb. 4). Wichtig für unsere Betrachtung ist zum einen die Schicht, die unmittelbar um die Harnröhre herum angeordnet ist. In dieser so genannten **Übergangszone** (*transitionale* Zone) entwickeln sich bei Männern im höheren Lebensalter die **gutartigen** Gewebewucherungen, die in der Medizin als Prostata-Adenom (s. Seite 14) oder *Prostatahyperplasie* bezeichnet werden und Thema des nächsten Kapitels sind.

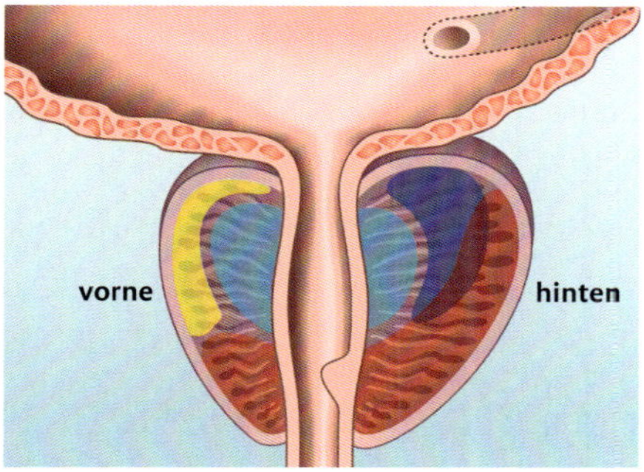

Abb. 4 Zoneneinteilung der Prostata (von der Seite gesehen): transitionale (hellblau), periphere (rot), zentrale (dunkelblau) und anteriore (vordere) Zone (gelb).

Die Lage in unmittelbarer Nachbarschaft der Harnröhre erklärt, warum bei einer Prostatavergrößerung bereits recht früh die Harnröhre eingeengt und das Wasserlassen beeinträchtigt werden kann. Die anderen drei Zonen können vom wuchernden Drüsengewebe nach außen, zur Kapsel hin, verdrängt werden.

Zum anderen ist die **äußere** (*periphere*) Zone wichtig, die den hinteren Bereich der Drüse nahe an der Kapsel bzw. den hinteren Anteil der beiden Seitenlappen umfasst. Hier beginnt in der Regel die **bösartige** Prostatawucherung, der **Prostatakrebs**. Da die Prostata in nächster Nähe des Enddarms liegt, können Vergrößerungen, Oberflächenveränderungen oder Verhärtungen als Folge eines Krebsleidens oft sehr gut beim Austasten des Enddarms mit dem Finger (s. Seite 47) erkannt werden.

INFO

Anatomisch setzt sich die Prostata aus zwei Seitenlappen und einem Mittellappen zusammen (vgl. Abb. 6, Seite 43). Die vier Zonen sind dagegen nur eine »gedachte« Einteilung, um zu verdeutlichen, wo gutartige und bösartige Wucherungen entstehen und wohin sie wachsen.

Die Prostata ist keinesfalls **nur** Schnittpunkt zwischen zwei Ausführungsgängen. Sie ist, wie schon erwähnt, eine Drüse und produziert ein Sekret, das vor dem Samenerguss der Samenflüssigkeit zugeführt wird. Etwa 30 bis 40 Prozent der Samenflüssigkeit stammen aus der Prostata. Der Hauptanteil wird von den Samenbläschen (vgl. Seite 24) geliefert, der Rest kommt aus den Nebenhoden und enthält die Spermien. Das schleimige, weißliche Sekret der Prostata hat zwei Funktionen. Erstens aktiviert es die Samenzellen, die sich bekanntlich durch peitschenartige Bewegungen ihrer Fäden im Scheidenkanal fortbewegen. Zweitens neutralisiert das alkalische (basische) Sekret der Prostata das saure Milieu in der Scheide, das sonst die Spermien schädigen würde. Somit leistet die Prostata für die Fortpflanzung wichtige Dienste.

Schließlich ist die prostatische Harnröhre noch mit einer Art Ventil versehen: Der willentlich nicht beeinflussbare Schließmuskel am inneren Blasenhals, der auch bei der Harnentleerung eine wichtige Rolle spielt (vgl. Seite 21), verhindert, dass der Samenausstoß in die verkehrte Richtung, nämlich in die Blase hinein, erfolgt.

Die gutartige Prostatavergrößerung

Dieser Teil unseres Ratgebers ist insbesondere für diejenigen gedacht, bei denen der Verdacht auf eine gutartige Wucherung der Prostata besteht oder bereits vom Arzt bestätigt wurde. Angefangen bei den Ursachen, den Anzeichen und Beschwerden einer Prostatavergrößerung über Untersuchungsmöglichkeiten bis hin zu den verschiedenen Operationstechniken erfahren Sie alles Wissenswerte über diese Erkrankung – einschließlich Tipps und Ratschlägen, was Sie selbst tun können.

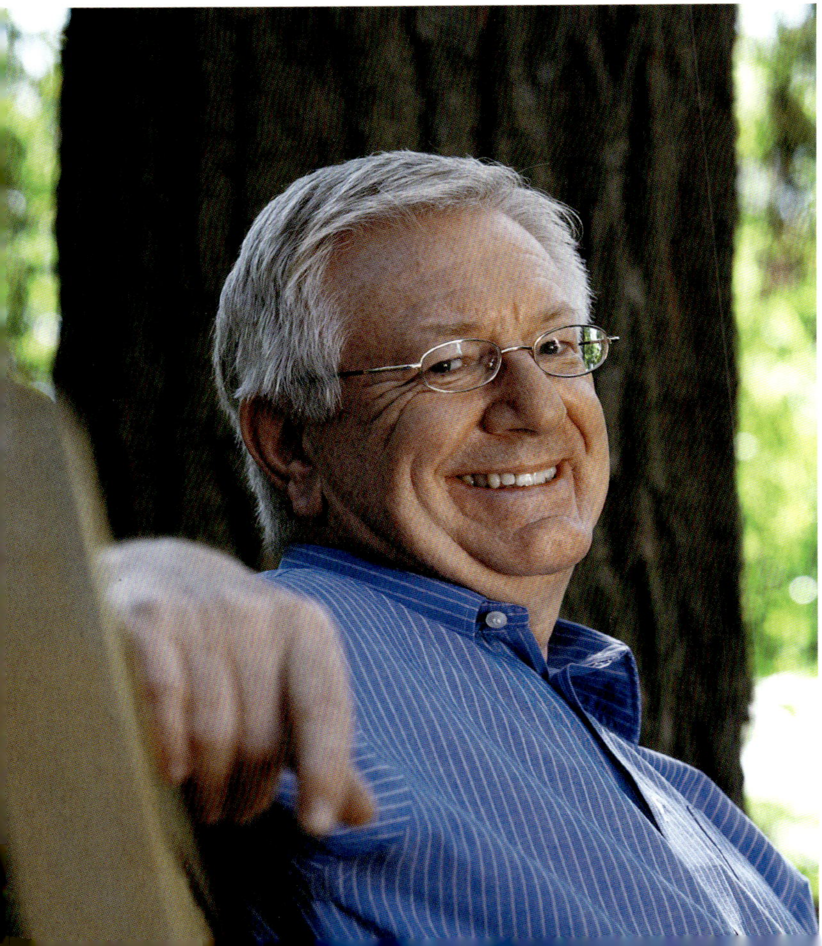

Wie kommt es zur Wucherung der Prostata?

Ähnlich wie die Eierstöcke beim Mädchen beginnt die Prostata beim Jungen erst ab der Pubertät zu »arbeiten«.

Die Prostata ist beim Jungen zunächst ohne Funktion, d. h. sie befindet sich im Ruhezustand. Erst mit der Pubertät, unter Einwirkung des männlichen Geschlechtshormons *Testosteron*, setzen Größenentwicklung und Tätigkeit der Prostata ein. Nach der Pubertät kommt es zu einem langsamen Wachstum im weiteren Verlauf des Lebens. Erste Beschwerden treten häufig um das 40. Lebensjahr auf. Mindestens zwei Voraussetzungen müssen zusammentreffen, damit sich eine gutartige Prostatavergrößerung entwickeln kann: der Einfluss männlicher Hormone und ein Alterungsprozess des Drüsengewebes.

Dass eine gutartige Prostatavergrößerung (Fachausdruck: *benigne Prostatahyperplasie*, abgekürzt *BPH*) auch hormonelle Gründe hat, lässt sich an einigen Beispielen gut beweisen: Bei Männern, die vor der Pubertät ihre Hoden verloren haben (*Kastraten*), entsteht keine Prostatavergrößerung. Das Gleiche gilt für Männer, bei denen anlagebedingt die Produktion der männlichen Hormone oder deren Wirkung gestört ist. Der Entzug von männlichem Geschlechtshormon (durch den Einfluss von Medikamenten – Näheres ab Seite 73 – oder durch Entfernung des Hodengewebes) führt zur Schrumpfung der Prostata. Während sich die Drüsen in den Randbereichen der Prostata durch den Alterungsprozess zurückbilden, kommt es im Laufe des Lebens zu einer Vergrößerung (*Hypertrophie*) und Vermehrung (*Hyperplasie*) der Zellen um die Harnröhre herum, also im inneren Bereich der Prostata. Die betroffenen Drüsen legen sich in Form knotiger Ansammlungen zusammen und verdrängen das übrige Gewebe an den Rand, zur festen Prostatakapsel hin.

INFO

Benigne ist lateinisch für *gutartig*, *Hyperplasie* kommt aus dem Griechischen und steht für *Vergrößerung (Hypertrophie)* von Geweben oder Organen durch Vermehrung der Zellen.

Welche einzelnen Vorgänge eine Prostatavergrößerung verursachen, ist bisher nicht vollständig geklärt. Wesentlich ist sicher der

Einfluss des männlichen Keimdrüsenhormons Testosteron. Testosteron zirkuliert in der Blutbahn. Es wird an besonderen, reaktionsfähigen Stellen (*Rezeptoren*) der Prostatazellen gebunden und aufgenommen. Innerhalb der Zelle wird Testosteron dann in das dort wirksame *Dihydrotestosteron* umgewandelt.

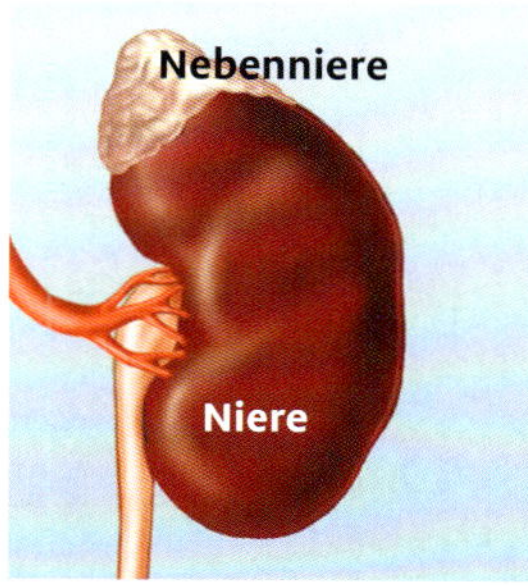

Etwa 90 Prozent des im Blut zirkulierenden Testosterons werden in den Hoden gebildet. Die restlichen 10 Prozent liefern die Nebennieren, kleine Drüsen, die wie Kappen auf den Nieren sitzen (vgl. Abb. 1 auf Seite 18 und oben).

Weibliche Hormone (*Östrogene*), die zu einem geringen Teil im Hoden, in den Nebennieren und auch durch Abbauvorgänge von Testosteron entstehen, sind ebenfalls für die Entwicklung der BPH verantwortlich. Im höheren Lebensalter kommt es beim Mann zu einer Verschiebung des Verhältnisses von Testosteron und Östrogen zu Gunsten von Östrogen. Dies veranlasst vor allem die Drüsen um die Harnröhre, die besonders empfindlich auf Östrogene reagieren, und die muskulären Anteile der Prostata zu wachsen. Bestimmte im Blut zirkulierende *Wachstumsfaktoren* (Eiweiße, die die Zellregulation und das Zellwachstum steuern) scheinen auch einen Einfluss auf das gutartige Wachstum und die Vermehrung der Prostatazellen zu haben.

Die Vergrößerung der Prostata äußert sich für den betroffenen Mann zunächst nicht in irgendwelchen Symptomen. Erst wenn die Wucherung eine bestimmte Größe erreicht, führt das Verdrängen von umliegendem Gewebe oft zu Beschwerden (mehr dazu ab Seite 32). Nicht selten kann die Prostata stark wachsen, ohne dass Sie Symptome bemerken. In diesen Fällen geht die Wucherung der Prostata nicht vom Bereich um die Harnröhre aus und verursacht demzufolge dort auch keine Verengung.

Man muss also nicht davon ausgehen, dass eine vergrößerte Prostata, die vom Arzt getastet wird, von vornherein behandlungsbedürftig ist. Erst wenn Beschwerden auftreten oder die Wucherung zu messbaren Harnabflussstörungen geführt hat (die Sie als Be-

Eines ist ganz wichtig und sollte immer wieder hervorgehoben werden: Nicht jede Vergrößerung der Prostata muss zu einer Beeinträchtigung des Wohlbefindens führen und Krankheitswert bekommen! Eine Therapie ist erst dann notwendig, wenn Beschwerden auftreten, die als störend empfunden werden, oder wenn es zu Folgeschäden an der Blase oder Niere kommen würde, die unbedingt rechtzeitig – d. h. vor Eintritt einer dauerhaften Schädigung – eine Behandlung erfordern.

Wenn die Prostata vergrößert ist, aber keine Beschwerden verursacht, spricht der Arzt von einer **BPE** (**B**enign **P**rostatic **E**nlargement, englisch für *gutartige Prostatavergrößerung*).

troffener allerdings zunächst nicht unbedingt bemerken müssen), wird eine spezielle ärztliche Therapie notwendig. Die Wucherung selbst schmerzt nicht und behindert nicht. Sie wird oft eher zufällig oder im Rahmen einer Vorsorgeuntersuchung festgestellt, ärztlich beobachtet und kann mit nebenwirkungsfreien pflanzlichen Arzneimitteln behandelt werden (warum das so ist und welche Vorteile diese Maßnahme bringt, erfahren Sie ab Seite 66).

Wie äußert sich eine gutartige Prostatavergrößerung?

Die BPH entwickelt sich, wie Sie jetzt wissen, schmerzlos. Nur wenn die Prostata akut entzündet ist, kann man einen undeutlichen Schmerz hinter dem Schambein oder im Enddarmbereich spüren (Genaueres dazu ab Seite 106). Die Anzeichen einer Prostatavergrößerung, die Sie selbst bemerken können, sind im nachfolgenden Kasten zusammengefasst und werden im Anschluss ausführlich erläutert. Der Arzt bezeichnet sie als *Lower Urinary Tract Symptoms*, abgekürzt *LUTS*, und unterscheidet zwischen Anzeichen für eine Störung der Blasenentleerung (*obstrukiven* Symptomen) und der Blasenfüllung (Reizbeschwerden – *irritativen* Symptomen).

Wurden die Beschwerden bereits auf Symptome, die durch eine Prostatavergrößerung bedingt sind, eingegrenzt, so spricht der Arzt vom **B**enign **P**rostatic **S**yndrome, abgekürzt **BPS** oder **B**enignes (d. h. gutartiges) **P**rostata **S**yndrom.

Symptome einer gutartigen Prostatavergrößerung

Obstruktive Symptome

- → Abgeschwächter Harnstrahl; die Blasenentleerung dauert länger
- → Blasenentleerung nur mit Anspannen der Bauchmuskulatur (Bauchpresse) möglich
- → Verzögerter Beginn des Wasserlassens (»Startschwierigkeiten«)
- → Harnträufeln anstelle eines kräftigen Harnstrahls
- → Nachträufeln nach dem Wasserlassen
- → Harnsperre: Trotz Harndrangs ist das Wasserlassen unmöglich
- → Überlaufinkontinenz (unwillkürlicher Urinabgang bei überfüllter Blase)

Irritative Symptome

- → Häufiger Harndrang
- → Vermehrtes nächtliches Wasserlassen
- → Plötzliches Harndranggefühl, manchmal mit geringfügigem Einnässen verbunden
- → Restharngefühl (Druck in der Blase)

Weitere Symptome (unspezifisch)

- → Blut im Urin (rote Farbe)
- → Abgang von Blutklümpchen mit dem Urin

Lower Urinary Tract Symptoms ist der englische Ausdruck für *Symptome der unteren Harnwege* (= Blase und Harnröhre). *Obstruktiv* (lat.) heißt *verengend, verstopfend*, *irritativ* (lat.) bedeutet *durch Reizung hervorgerufen*. Meist treten obstruktive und irritative Symptome gemeinsam auf.

Anzeichen für Entleerungsstörungen *(obstruktive Symptome)*

INFO

Normal ist eine Entleerung von etwa 15 bis 25 Millilitern in der Sekunde, d. h. bei voller Blase (400 Milliliter Harn) dauert die Entleerung zwischen 16 und 26 Sekunden.

Das erste Anzeichen, das Sie oft bemerken werden, ist gewöhnlich ein **abgeschwächter Harnstrahl**, weil das vergrößerte innere Prostatagewebe die Harnröhre einengt (s. Abb. 5a–c, kleine Bilder, auf Seite 40–41). Im jugendlichen Alter entleert sich die Blase prompt und unmittelbar nach dem Entspannen des äußeren Blasenschließmuskels bzw. der Beckenbodenmuskulatur (vgl. Seite 20–21). Der Harnstrahl ist kräftig und ohne Unterbrechung.

Häufig muss zur Überwindung des Blasenauslasshindernisses (eingeengte Harnröhre) ein höherer Druck aufgewendet werden. Um die Blase zu entleeren, ist deshalb nicht selten ein **Anspannen der Bauchmuskulatur (Bauchpresse)** erforderlich. Bei einer Prostatavergrößerung zeigt sich vor allem nachts und morgens eine deutliche **Verzögerung**, bis das Wasserlassen in Gang kommt. In der Blase muss erst ausreichend hoher Druck aufgebaut werden, um den Harn durch die verengte Röhre pressen zu können.

Kann während des Wasserlassens dieser Druck nicht aufrechterhalten werden, so kommt es zum **Harnträufeln**. Durch den Einsatz der Bauchpresse kann man den Harnfluss dann meist wieder – wenn auch spärlich – in Gang bringen. **Nachträufeln** entsteht dadurch, dass die Blase nicht vollständig entleert wurde und am Ende des Wasserlassens noch restlicher Urin abgeht.

Eine totale **Harnsperre** schließlich stellt die größte Komplikation der BPH dar. Durch eine starke Schwellung der Prostata oder wenn Blutgerinnsel die Harnröhre im Bereich der Prostata verstopfen, tritt ein vollständiger Verschluss auf. Die Blase überdehnt sich und wird bei starker Füllung extrem schmerzhaft. Bei einer Harnsperre muss der Arzt einen *Katheter* durch die Harnröhre (s. rechtes Bild) oder direkt durch die Bauchdecke in die Blase legen. Dazu führt er nach örtlicher Betäubung der Harnröhre einen dünnen, sterilen Plastikschlauch in die Blase ein, der dort mit einem kleinen, von außen füllbaren Ballon festgehalten wird (ausführlichere Beschreibung ab Seite 63). Über diesen Schlauch kann der Urin wieder abfließen.

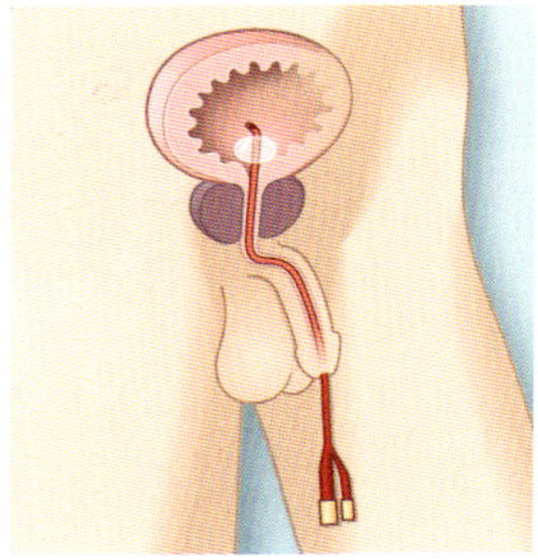

Gelegentlich erkennt der Arzt eine Harnsperre auch daran, dass sein Patient den Urin nicht mehr willkürlich halten kann. Es ist eine – nicht schmerzhafte – **Überlaufinkontinenz** entstanden, wobei die Blase einfach tröpfchenweise ausläuft. Man kann sich das etwa so vorstellen wie bei einem bereits voll gefüllten Eimer (Blase), der bei jedem neu hinzukommenden Tropfen wiederum einen Tropfen über den Rand verliert. Der Urin wird, wie schon dargestellt (vgl. Seite 17–19), fortlaufend in den Nieren gebildet und durch aktive Bewegung der Harnleiter auch gegen Widerstand in die Blase gepresst. Die Überlaufinkontinenz äußert sich also dadurch, dass der Patient ständig »tröpfelt« und »ausläuft«, also scheinbar wasserlassen kann, obwohl es nur bedeutet, dass bei übervoller Blase (»Überlaufblase«) der Schließmuskel durch den Druck der Flüssigkeit unwillkürlich überwunden wird und die Blase »überläuft«. Diese Symptome werden von Betroffenen häufig missgedeutet, indem sie glauben, sie könnten ja wasserlassen, jedoch sei der Urinstrahl nicht mehr stark genug.

Bei einer beginnenden oder vollständigen Harnsperre reagieren Betroffene häufig sehr erschrocken und glauben, die Blasenentleerung über einen Katheter vermeiden zu können, wenn sie wenig oder nichts mehr trinken bzw. ein harntreibendes Medikament einnehmen. Das ist ein Trugschluss: Der Katheter bleibt ihnen trotzdem nicht erspart, denn der Urin kann nicht mehr von selbst abfließen.

Info

Der Begriff *Inkontinenz* leitet sich ab vom lateinischen *incontinens = nicht bei sich behaltend*. Unter einer Harninkontinenz versteht man den ungewollten Abgang von Urin aus der Blase.

Achtung

Bei einer Harnsperre sollte sofort ein Arzt aufgesucht werden, um eine Entlastung der Blase durch einen Harnröhrenkatheter durchzuführen. Eine zunehmend voller werdende Blase ist extrem schmerzhaft.

Reizerscheinungen *(irritative Symptome)*

Besteht infolge der eingeengten Harnröhre über längere Zeit ein erhöhter Auslasswiderstand, so verstärkt sich anfangs die Blasenmuskulatur, wird aber dann immer schwächer. Der notwendige höhere Blasendruck ist schließlich nicht mehr möglich. Es bleibt nach dem Wasserlassen Restharn in der geschwächten Blase zurück. Die Restharnmenge kann unterschiedlich groß sein. Nicht selten verspüren die davon betroffenen Menschen ein »**Restharngefühl**« nach dem Wasserlassen, d. h. sie haben den Eindruck, dass Urin in der Blase zurückgeblieben und die Blase noch gefüllt ist – ein wichtiges Symptom!

Das Zurückbleiben von Restharn führt schließlich dazu, dass die Blase wieder schneller voll ist. Man muss nun häufiger als früher Wasser lassen, was sich vor allem nachts stärker bemerkbar macht **(nächtliches Aufstehen zur Blasenentleerung)**. Nächtliches Wasserlassen ist gelegentlich auch dadurch bedingt, dass durch eine Herzschwäche tagsüber Flüssigkeit im Gewebe, insbesondere in den Beinen, eingelagert wurde. Durch Flachliegen wird nachts das Herz entlastet und die Flüssigkeit wieder ausgeschwemmt. Auch Durchschlafstörungen können eine Ursache sein: Nicht selten wachen die Betroffenen nachts auf und müssen vor dem Wiedereinschlafen die Blase entleeren. Meist kann der Arzt die Beschwerden, die durch eine Prostatavergrößerung zum Einen und durch Durchschlafstörungen zum Anderen verursacht werden, nur schwer voneinander trennen, da beide Erkrankungen mit steigendem Alter zunehmen und häufig gleichzeitig vorhanden sind.

ACHTUNG

Koffein im Kaffee oder schwarzen Tee und Alkohol regen die Nierendurchblutung an. Sie wirken dadurch harntreibend und können, gerade abends vor dem Schlafengehen genossen, zu nächtlichem Harndrang führen.

Ein **plötzliches Harndranggefühl**, das gelegentlich auch mit geringfügigem Einnässen verbunden sein kann, wenn der Betroffene nicht mehr rechtzeitig die Toilette erreicht, ist ein Hinweis auf die vermehrte Reizbarkeit und Überaktivität der Blase. Diese »Verhaltensänderung« entsteht durch die Vergrößerung der Prostata, die die Blasenfunktion beeinträchtigt.

Aber auch eine nicht vergrößerte Prostata kann Beschwerden verursachen: Bildet ein Teil der Prostata direkt oberhalb des Blasenhalses eine Art Wulst, verliert der innere Blasenschließmuskel seine Elastizität und kann sich nicht mehr entspannen (Blasenhalssklerose). Über Jahre können vermehrtes Wasserlassen und Harndranggefühl auftreten, obwohl die Prostata gar nicht vergrößert ist. Hier sollten Sie rechtzeitig zum Urologen gehen, denn diese Veränderungen und die Folgen an der Blase lassen sich gut beheben (mehr dazu auf Seite 75 f.).

Entzündungen (*Infektionen*), die durch Urinkeime in der Blase und der Prostata entstehen, werden durch Restharn begünstigt. Bakterien können sich ungehindert darin vermehren, ohne mit dem Harn beim Wasserlassen ausgeschieden zu werden. Der Restharn wirkt also wie ein Nährboden für die Bakterien. Durch das Anschwellen der Prostata während der Infektion verschlechtert sich die Harnausscheidung erneut. Ein Teufelskreis entsteht.

Seltener sind Infektionen der Nebenhoden, die gewöhnlich im Zusammenhang mit einer Prostata-Entzündung auftreten. Vor allem bei Prostata-Abszessen, also bei einer Eiteransammlung in Teilen des Drüsengewebes, kommt es zu einer Streuung von Bakterien in die Blutbahn, die zu einer den gesamten Körper bedrohenden Entzündung mit Schüttelfrost und hohem Fieber führt. Diese Streuung von Bakterien ist meist eine lebensgefährliche Komplikation, die eine schnellstmögliche Behandlung im Krankenhaus erfordert.

Ausführliche Informationen zu Prostata-Entzündung und Prostata-Abszess sowie deren Behandlung finden Sie ab Seite 105.

Restharn begünstigt auch die Entstehung von Blasensteinen. Winzige so genannte Kristallisationskerne (Blutgerinnsel; Steinchen, die sich schon in den Nieren gebildet haben; abgestoßene Gewebereste) bleiben in der Blase liegen und können wachsen. Ohne Abflusshindernis kommt es praktisch nie zu Blasensteinen. Ein typisches Anzeichen von Blasensteinen ist es, wenn (neben den geschilderten Beschwerden durch die Prostatavergrößerung) der Urinfluss plötzlich unterbrochen wird und der Harnstrahl versiegt. Sobald sich der Kranke bewegt und damit seine Stellung beim Wasserlassen verändert, kommt erneut ein Harnstrahl in Gang, da der Stein den Blasenauslass, vor den er sich gelegt hatte, nun wieder freigibt.

ACHTUNG

Blut im Urin kann auch auf einen Blasentumor hindeuten. Gehen Sie deshalb sofort zum Arzt, falls sich Ihr Harn rot verfärbt oder Blutklümpchen enthält – auch wenn Sie keine weiteren Beschwerden haben!

Blut im Urin, d. h. eine Rotfärbung des normalerweise wasserklaren oder gelblichen Urins, oder der Abgang von Blutkoageln (von lat. *Koagulum* = Klümpchen von geronnenem Blut) durch die Harnröhre können weitere Zeichen einer vergrößerten Prostata sein. Die Venen an der Oberfläche der Schleimhaut, die Blase und Harnröhre auskleidet, treten im Zuge der Prostatavergrößerung stärker hervor und können platzen, sodass Blut in die Blase gelangt.

Entwicklungsstadien und Krankheitsbilder

Die benigne Prostatahyperplasie lässt sich anhand der geschilderten Beschwerden und der Befunde, die der Arzt bei der Untersuchung erhebt, in **drei Stufen oder Stadien** einteilen. Abbildung 5 (Seite 40–41) zeigt die Entwicklung der gutartigen Prostatavergrößerung in den hier beschriebenen Stadien zum Vergleich.

Stadium I – Reizstadium
Geringe Beschwerden (obstruktive und irritative Symptome): abgeschwächter Harnstrahl, zunehmendes nächtliches Wasserlassen,

gesteigertes Harndranggefühl, kein Restharn in der Blase. Durch Änderung der gewohnten Lebensweise können die Symptome noch ausgeglichen (*kompensiert*) oder gemildert werden. Auch die Einnahme geeigneter Medikamente wirkt sich hier günstig aus.

In diesem Stadium können pflanzliche Präparate helfen (mehr dazu ab Seite 66).

Stadium II – Stadium der Restharnbildung
Beginn der Überdehnung und Überanstrengung der Blasenwandmuskulatur, die dann mit Muskelwachstum reagiert, sodass sie sich, unbehandelt, bis zur so genannten **Balkenblase** entwickeln kann. Dazu kommen Restharnbildung und schwacher Harnstrahl. Meist kann der Körper allein, ohne eingreifende Maßnahmen, die Symptome nicht mehr unterdrücken und ausgleichen (beginnende *Dekompensation*).

Stadium III – Stadium der Dekompensation
Weitgehender Verschluss der Harnröhre (Harnsperre); Blutung; Harnstauung, in schlimmen Fällen bis ins Nierenbecken; beginnendes Nierenversagen; Balkenblase (die Muskulatur in der Blasenwand springt allmählich bälkchenartig hervor, vgl. Abb. 6 auf Seite 43); Blasensteine; wiederkehrende Prostata- und Harnwegsinfekte.

Das Stadium III der gutartigen Prostatavergrößerung ist heute dank guter medizinischer Versorgung eher selten geworden.

Für die Behandlung der BPH spielen die beschriebenen, eher »akademischen« Entwicklungsstadien allerdings keine entscheidende Rolle, da die Beschwerden des betroffenen Mannes, wie erwähnt, nicht unbedingt etwas mit der Größe seiner Prostata zu tun haben. Ausschlaggebend ist vielmehr das tatsächliche Beschwerdebild – in den meisten Fällen die irritativen und/oder obstruktiven Symptome der unteren Harnwege (LUTS, s. Seite 32), die die Lebensqualität eines Patienten beeinträchtigen und ihn zum Arztbesuch veranlassen, also z. B. häufiger Harndrang, vermehrtes nächtliches Wasserlassen, abgeschwächter Harnstrahl oder Harnträufeln. In

Die gutartige Prostatavergrößerung

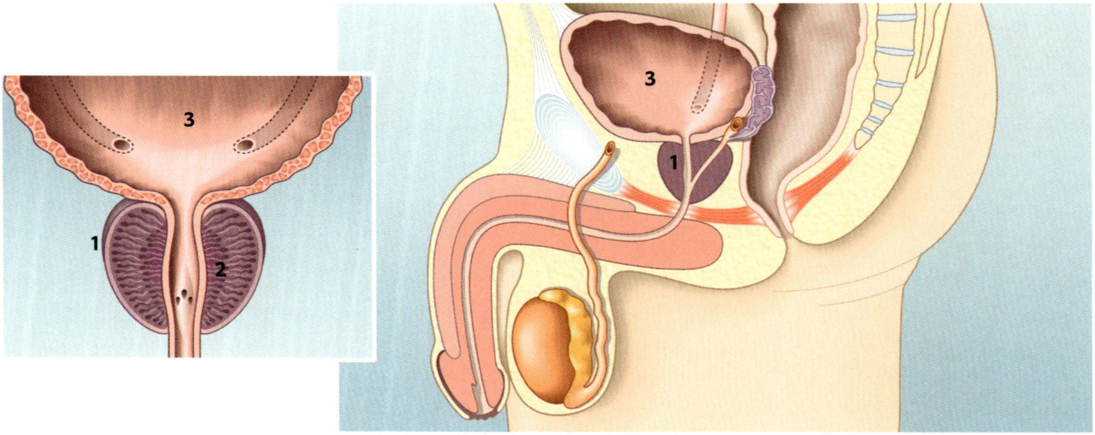

Abb. 5a Stadium I der gutartigen Prostatahyperplasie: Die Prostata (1) ist nur geringfügig vergrößert, die Harnröhre durch das wachsende innere Prostatagewebe (2) kaum eingeengt (s. kleines Bild der Prostata von vorne). Das Wasserlassen ist leicht erschwert, die Blase (3) kann jedoch noch vollständig entleert werden.

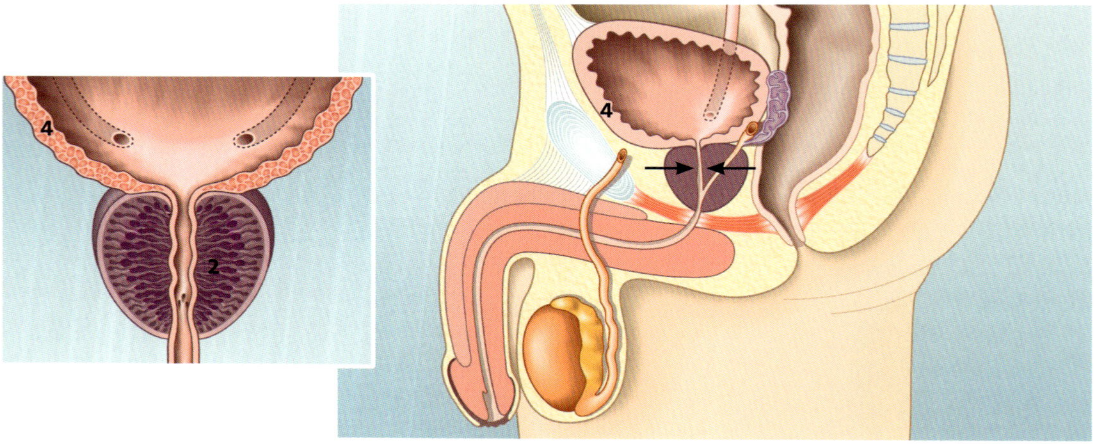

Abb. 5b Stadium II: Die Harnröhre wird bereits deutlich von der Prostatawucherung (2) eingeengt (s. kleines Bild und Pfeile). Die Muskeln in der Blasenwand (4) beginnen sich zu verdicken, das Wasserlassen ist erschwert.

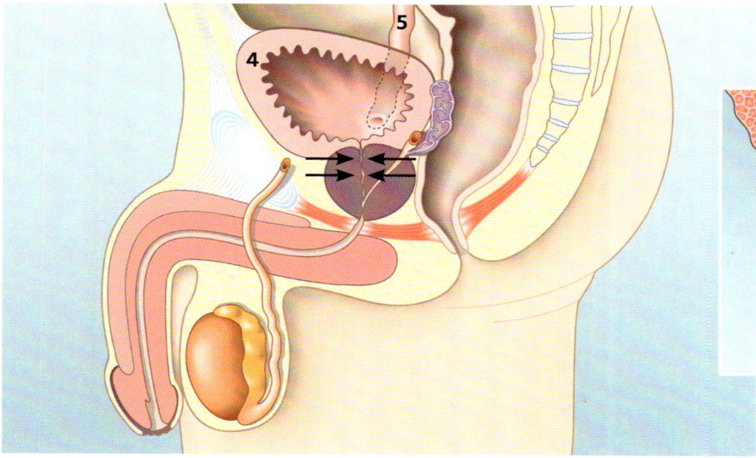

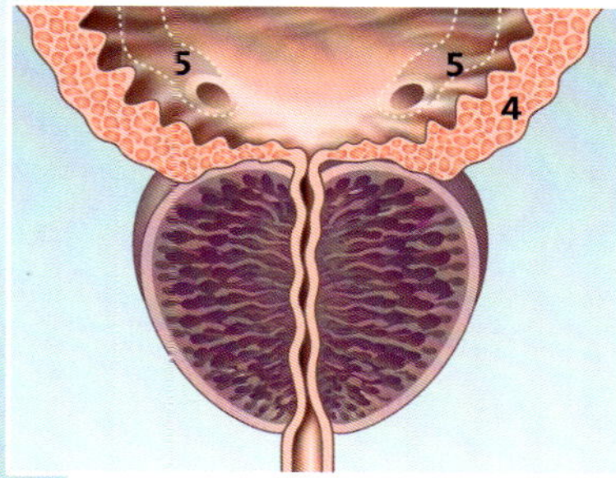

Abb. 5c **Stadium III:** Die Harnröhre ist kaum noch durchgängig (s. kleines Bild und Pfeile), das Wasserlassen fast unmöglich geworden. Die Blasenwandmuskulatur hat eine bälkchenartige Struktur entwickelt (4). Die Harnleiter (5), in die sich der Harn zurückstaut, sind verdickt.

der Fachsprache werden diese Beschwerden, die von einer vergrößerten Prostata herrühren, als *benignes Prostatasyndrom* (*BPS*) bezeichnet, auftretende Blasenentleerungsstörungen als *Bladder Outlet Obstruction* (*BOO*). Die reine Prostatavergrößerung selbst (BPE, Seite 32), deren Ausmaß sehr unterschiedlich sein kann, ertastet der Arzt mit dem Finger. Erst wenn er mit Hilfe weiterer Untersuchungen andere Ursachen für damit verbundene Beschwerden – z. B. eine Harnröhrenverengung oder einen Prostatakrebs – ausgeschlossen hat, wird er die Diagnose eines benignen Prostatasyndroms (BPS) stellen. Dass es sich dabei um eine benigne Prostatahyperplasie (BPH) – also um eine gutartige Wucherung des Drüsengewebes und der muskulären Anteile der Prostata um die Harnröhre herum – handelt, gilt allerdings erst dann als endgültig gesichert, wenn das bei einer Prostata-Operation entnommene Gewebe unter dem Mikroskop untersucht und für gutartig

Bladder Outlet Obstruction bedeutet, aus dem Englischen übersetzt, *Verengung oder Verlegung des Blasenauslasses.*

Ausführliche Informationen zu den Untersuchungen, die der Arzt durchführt, finden Sie ab Seite 46.
Zu den verschiedenen Operationsmöglichkeiten und der Beurteilung von Gewebeproben mehr ab Seite 74.

befunden wurde. Bis dahin spricht der Arzt von einem BPS; wir wollen hier aber der Einfachheit halber bei dem Begriff »BPH« bleiben. In jedem Fall wird er die Beschwerden seines Patienten entsprechend der gestellten Diagnose behandeln – unabhängig von der ermittelten Prostatagröße.

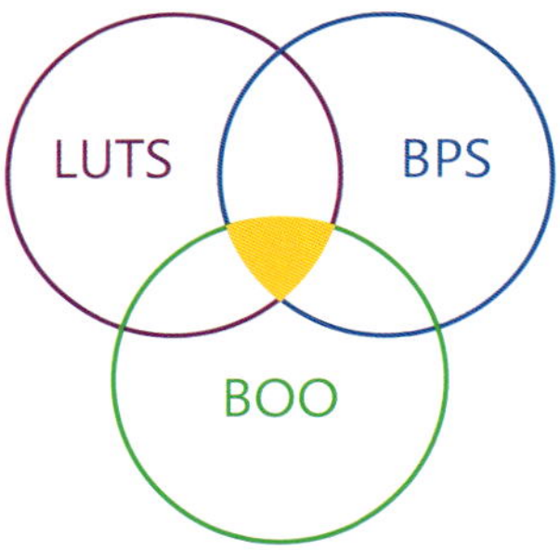

Meist überschneiden sich die Beschwerdebilder LUTS, BPS und BOO.

Zum besseren Verständnis hier noch einmal die verwendeten Fachbegriffe mit Erklärung im Überblick:

LUTS (Lower Urinary Tract Symptoms)
Obstruktive und irritative Symptome der unteren Harnwege (Entleerungsstörungen und Reizbeschwerden)

BPE (Benign Prostatic Enlargement)
Vom Arzt tastbare gutartige Vergrößerung der Prostata (»Verdachtsdiagnose«)

BPS (Benignes Prostatasyndrom)
LUTS aufgrund einer gutartigen Prostatavergrößerung, die der Arzt mit Hilfe klinischer Untersuchungen (keine Gewebeproben) feststellt

BOO (Bladder Outlet Obstruction)
Blasenentleerungsstörung, die durch eine Prostatavergrößerung verursacht sein kann

BPH (Benigne Prostatahyperplasie)
Vergrößerung der Prostata infolge einer gutartigen Wucherung von Drüsen- und Muskelgewebe um die Harnröhre herum (*histologische* Diagnose aufgrund einer Gewebeprobe)

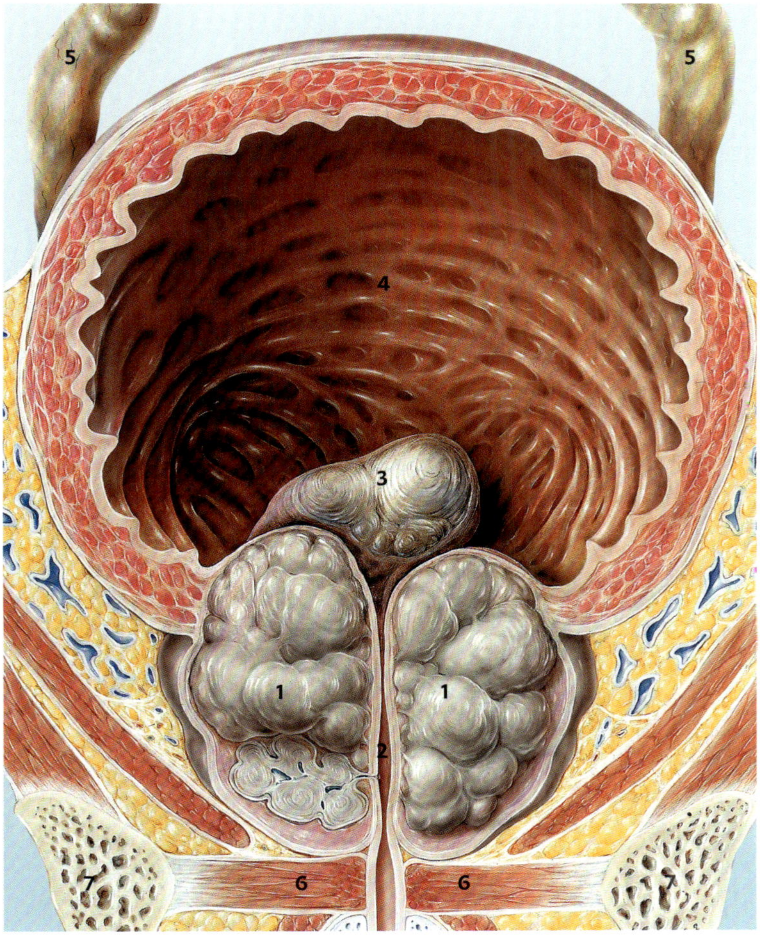

Abb. 6 Gutartige Wucherung der Prostata: Die vergrößerte Vorsteherdrüse (1, Seitenlappen, zur Verdeutlichung aufgeschnitten) kann die Harnröhre (2) einengen und dadurch den Harnabfluss behindern. Der stark vergrößerte Mittellappen der Prostata (3) drückt hier zusätzlich den Blasenboden nach oben. Die Folgen: verstärkter Harndrang, Restharnbildung, balkenartig verdickte Blasenwandmuskulatur (4), durch den Rückstau des Harns verdickte Harnleiter (5). Außerdem zu sehen: Blasenschließmuskel (6), Schambein (7).

Welche Fragen stellt der Arzt?

Trotz aller technischen Fortschritte in der Entwicklung der Medizin ist die Krankengeschichte noch immer ein sehr wichtiges Hilfsmittel in der ärztlichen Diagnostik. Neben der körperlichen Untersuchung, auf die wir im nächsten Abschnitt genau eingehen, ist sie gerade bei Prostataleiden unentbehrlich.

Damit Sie wissen, was Sie im Gespräch mit dem Arzt erwartet, wollen wir Ihnen einige typische Fragen hier vorstellen.

Das wird der Arzt fragen

→ Haben Sie Probleme, Ihre Blase vollständig zu entleeren?
→ Ist Ihr Harnstrahl auffällig schwach oder unterbrochen?
→ Müssen Sie nachts aufstehen, um zur Toilette zu gehen?
→ Fällt es Ihnen eher leicht oder eher schwer, das Wasserlassen aufzuschieben?

Ausgehend von Ihren Beschwerden und den Folgeproblemen wird der Arzt versuchen, den Grad Ihrer Prostatavergrößerung und vor allem die Belästigung, die sie Ihnen verursacht, abzuschätzen (vgl. Symptome, Seite 33). Sie wissen ja: Die Größe der Prostata hat nicht unbedingt etwas mit der Stärke der Beschwerden zu tun!

Leider gehen nur die wenigsten Männer, die über 45 Jahre alt sind, rechtzeitig und regelmäßig zu einer Vorsorgeuntersuchung »in Sachen Prostata«. Die Weltgesundheitsorganisation (WHO) hat daher ein Formblatt entwickelt, das Männer gezielt nach ihren Prostatabeschwerden befragt und ihre Antworten bewertet. Sie ermitteln so eine Punktzahl, den so genannten *Internationalen Prostata Symptom Score* (*IPSS*), der ihnen helfen soll, das Ausmaß ihrer Symptome einzuordnen und deren Bedeutung richtig einzuschätzen. Dieser Fragebogen – Sie finden ihn auf den vorderen Umschlaginnenseiten des Ratgebers – ist so angelegt, dass Sie ihn

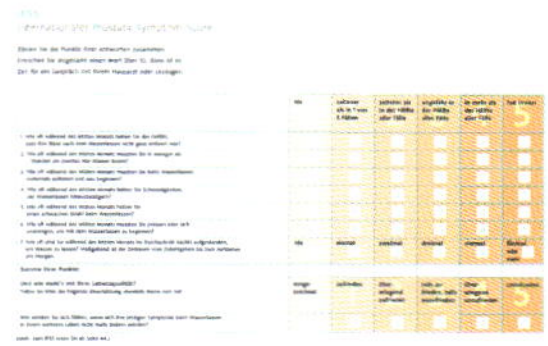

selbst ausfüllen können. Er spricht im Wesentlichen die Dinge an, die auch der Arzt bei der Untersuchung von Ihnen wissen möchte. Zählen Sie die Punkte Ihrer Antworten zusammen. Spätestens wenn Sie insgesamt einen Wert (engl. *score* = *Punktestand*) über zehn erreichen, sollten Sie sich möglichst bald einem Urologen anvertrauen.

Der Arzt sollte ebenso erfahren, wie stark die Prostatabeschwerden Ihre **Lebensqualität** beeinflussen. Das ist bei jedem Einzelnen unterschiedlich und hängt von persönlichen Gewohnheiten und Vorlieben ab. Was den einen sehr belastet, nimmt der andere gelassen hin: Müssten Sie sich sehr umstellen, wenn Sie vielleicht keine längeren Autofahrten oder Busreisen mehr unternehmen könnten, da Sie in sehr kurzen Abständen eine Toilette aufsuchen müssen? Sind Sie ein Theaterfreund oder Konzertliebhaber und müssen jetzt befürchten, den Harndrang nicht mehr bis zur Pause aushalten zu können? Würde es Sie sehr stören, wenn ein ärztliches Verbot Ihnen jeden Biergartenbesuch verleidete, da Alkohol, überschießende Harnproduktion und Unterkühlung der Beckenregion »Gift« für die Prostata sind? Ist bereits der Gedanke, nachts mehrfach zum Wasserlassen aufstehen zu müssen, für Sie quälend?

Auch diese subjektive Einschätzung Ihrer Beschwerden ist für ärztliche Entscheidungen sehr wichtig. Auf einem so genannten »Lebensqualität-Index«, der den Symptom Score vervollständigt (vgl. vordere Umschlaginnenseiten), können Sie den jetzigen Stand Ihrer persönlichen Lebensqualität hinsichtlich der Prostatabeschwerden »benoten«. Teilen Sie diese Bewertung ebenfalls Ihrem Arzt mit.

TIPP

Je früher Sie mögliche Veränderungen Ihrer Vorsteherdrüse erkennen, desto besser. Sie sollten die 7 Fragen daher regelmäßig, möglichst alle 4 Wochen erneut, durchgehen, denn der IPSS dient auch als Verlaufskontrolle der BPH für Sie und Ihren Arzt.

Was passiert bei der ärztlichen Untersuchung?

Nachdem der Arzt durch Ihre Beschreibung der Beschwerden einen ersten Eindruck gewonnen hat, wird er Sie eingehend körperlich untersuchen. Nur so kann er sichergehen, dass es tatsächlich eine Vergrößerung der Prostata ist, die Ihnen Probleme bereitet. Neben dieser körperlichen Untersuchung stehen dem Arzt aber noch weitere Diagnoseverfahren zur Verfügung, mit denen Sie dieses Kapitel ebenfalls vertraut machen möchte.

Für Männer ab 45 wird die Krebsvorsorgeuntersuchung einmal im Jahr empfohlen und von den Krankenkassen bezahlt. Nutzen Sie diese Chance!

So macht sich der Arzt ein Bild von Ihrer Prostata

- → Körperliche Untersuchung: Füllungsgrad der Blase, Austastung der Prostata vom Enddarm aus (Vorsorgeuntersuchung)
- → Laborbefunde: Blut- und Urinwerte
- → Ultraschalluntersuchung
- → Röntgenaufnahmen
- → Untersuchungen mit Hilfe von Instrumenten: Blasenspiegelung, Blasendruckmessung, Harnflusstest

Körperliche Untersuchung

Füllungsgrad der Blase
Eine leere oder nur wenig gefüllte Blase kann der Arzt nicht ertasten. Lässt sich die Blase in ihrer Größe abgrenzen, wenn der Arzt auf den Unterbauch klopft, so enthält sie mindestens 150 bis 200 Milliliter Urin. Durch akute oder – was häufiger bei vergrößerter Prostata vorkommt – chronische Überfüllung kann die Blase bis zum Nabel reichen. Das zeigt sich daran, dass sich der Unterbauch vorwölbt. Ein hier ausgeübter leichter Druck führt bei

Menschen mit überfüllter Blase meist zu heftigen Schmerzen in diesem Bereich und zu starkem Harndrang. Eine sehr stark gefüllte Blase kann schon als indirektes Zeichen für eine Prostatavergrößerung gelten.

Austastung der Prostata vom Enddarm aus (Vorsorgeuntersuchung)

Die Prostata sitzt unterhalb der Blase (Seite 22) und grenzt mit ihrer Rückfläche an den Enddarm. Vom After ist sie etwa sechs bis acht Zentimeter entfernt, sodass der Arzt sie mit dem Zeigefinger vom Enddarm aus erreichen kann. Bei der *rektalen* Untersuchung (*Rektum = Enddarm*) lässt sich in der Regel die gesamte Prostata**hinterfläche** ertasten. Der Arzt kann mit Hilfe dieser Vorsorgeuntersuchung für Männer, auch »Früherkennungsuntersuchung« genannt, Unregelmäßigkeiten der Prostata-Oberfläche erkennen. Die Schmerzempfindlichkeit der ganzen Region und die Derbheit des Gewebes kann er ebenfalls mit dem tastenden Zeigefinger beurteilen.

Die Vorsteherdrüse ist etwa vier Zentimeter lang und ebenso breit (kastaniengroß). Sie besteht aus zwei Seitenlappen, die durch eine längs verlaufende Vertiefung voneinander getrennt sind, sowie einem Mittellappen. Vergrößert sich die Prostata, so wird sie länger und vor allem breiter. Ein geübter Arzt kann meist allein durch die Austastung ziemlich genau das Gewicht der Prostata einschätzen. Es liegt normalerweise bei 20 Gramm, kann aber auch, ohne Beschwerden zu verursachen, dreimal so hoch sein. Manchen Männern bereiten dagegen schon 40 bis 50 Gramm Prostatagewebe Schwierigkeiten beim Wasserlassen. Als groß gilt eine Prostata jedenfalls, wenn sie schwerer als 60 bis 70 Gramm ist (bei Männern über 70 Jahre sind 80 Gramm und mehr nicht ungewöhnlich).

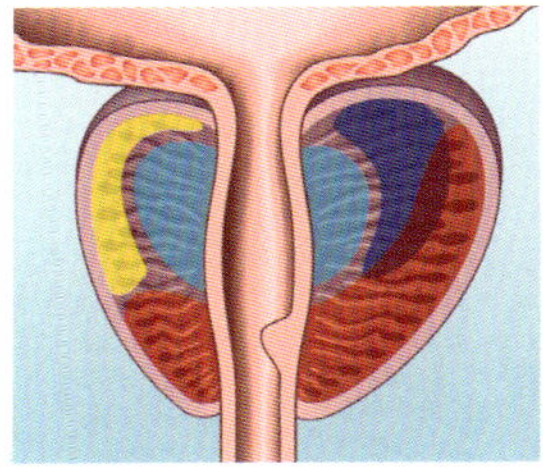

Etwa 80 Prozent der bösartigen Wucherungen entstehen nahe der Kapsel, also in der äußeren Zone der Prostata (rot gekennzeichnet), und davon wiederum 80 Prozent an der Prostatahinterfläche, die für den Arzt mit dem Finger erreichbar ist (s. Abb. 4, Seite 27, und Abb. 7, Seite 49). Die Mehrzahl der Prostatatumoren kann der Arzt deshalb auch bei geringer Größe gut ertasten.

INFO

Die Seitenlappen der Prostata sind vom Enddarm her tastbar, der Mittellappen nicht. Der Fachausdruck für die Austastung lautet Palpation (von lat. *palpare = sanft klopfen, streicheln*).

Bei der rektalen Austastung der Prostata stellt der Arzt gelegentlich zufällig auch andere Erkrankungen fest, vor allem bösartige Veränderungen an der Darmschleimhaut.

Die gesunde Vorsteherdrüse fühlt sich prall-elastisch an, vergleichbar mit dem Daumenballen an der Hand. Ist sie entzündet, wird sie weich oder derb und schmerzt bei Druck. Eine verhärtete Prostata kann auf eine alte, bereits abgelaufene Entzündung, auf Steine in der Prostata oder auf eine bösartige Geschwulst hinweisen. Sind Drüsenanteile verhärtet oder ist die Prostata insgesamt hart, muss unbedingt anhand weiterer Untersuchungen abgeklärt werden, ob nicht eine bösartige Veränderung vorliegt. Die tastbare Prostatahinterfläche lässt sich mit dem Finger gut von der Umgebung abgrenzen (s. Abb. 7). Sicher ist die rektale Austastung nicht die angenehmste Untersuchung, aber Sie brauchen auch keine Angst davor zu haben.

Als Patient werden Sie im Allgemeinen dazu aufgefordert, sich stehend vorzubeugen und sich auf die Ellenbogen zu stützen. Auch die Knie-Ellenbogen-Lage ist möglich. In dieser Haltung ist die Beckenbodenmuskulatur am leichtesten zu entspannen. Die Prostata kann aber ebenso im Liegen untersucht werden. Dazu müssen Sie sich auf die Seite drehen und die Beine zum Körper hinziehen. Die Untersuchungstechnik hängt natürlich auch von den Gewohnheiten des untersuchenden Arztes ab.

Der Arzt wird Sie zunächst bitten, den Schließmuskel möglichst locker zu lassen, damit der Zeigefinger, der mit einem Gummifingerling oder -handschuh geschützt ist, leichter in den Enddarm eindringen kann. Ein Gleitmittel auf dem Fingerling verbessert das Passieren des Schließmuskelringes. Während der Untersuchung wird der Arzt Sie auffordern, wie zum Stuhlgang zu pressen. Damit wird die Prostata an den Untersucherfinger gedrückt. Der ganze Vorgang dauert in der Regel **weniger als eine Minute** und ist nicht schmerzhaft, allenfalls durch die Schließmuskeldehnung, den leichten Fingerdruck und die Situation an sich etwas unangenehm.

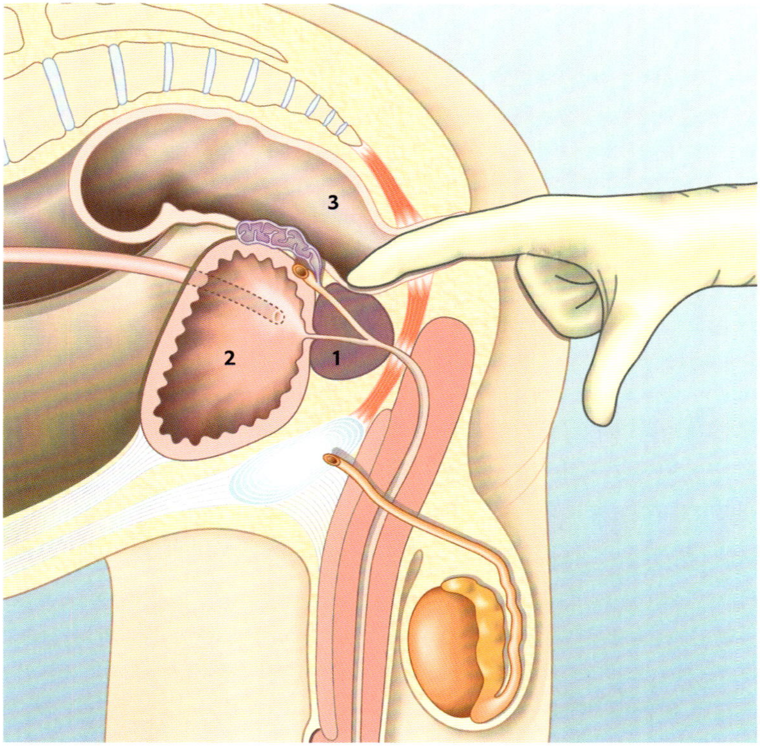

Abb. 7 Rektale Abtastung der Prostata: Mit dem Zeigefinger kann der untersuchende Arzt die Prostatahinterfläche erreichen und Größe, Form, Festigkeit, Oberflächenstruktur sowie Schmerzempfindlichkeit der Vorsteherdrüse prüfen. Prostata (1), Blase (2), Enddarm (3).

Eine Vergrößerung der Prostata allein, die lediglich bei der rektalen Untersuchung entdeckt wird, ohne dass Sie über Beschwerden klagen oder ohne dass objektive, d. h. vom Arzt festgestellte und nachgewiesene Befunde wie Blutung, Restharnbildung bzw. Infektionen vorliegen, benötigt keine Behandlung.

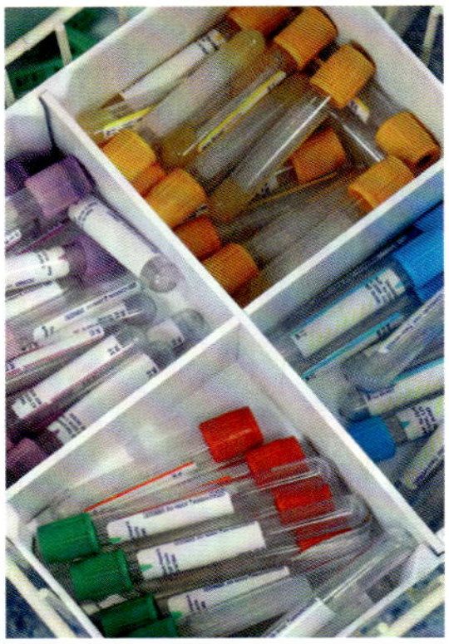

Laboruntersuchungen können zusätzliche Informationen bringen, die dem Arzt die Wahl der geeigneten Therapie erleichtern.

Laborbefunde

Die Analyse des **Urins** kann bei einer Entzündung der Prostata Bakterien und andere Kleinstlebewesen (Mikroorganismen) sowie weiße und/oder rote Blutkörperchen nachweisen. Auf diese Weise wird eine Harnwegsinfektion sicher ausgeschlossen oder aber rechtzeitig erkannt und behandelt. Bevor der Arzt Ihre Prostata abtastet, wird er deshalb kontrollieren, ob Bakterien oder weiße und rote Blutkörperchen in Ihrer Urinprobe vorkommen. Besteht der Verdacht auf eine Entzündung der Prostata, so bittet Sie der Arzt, nach der rektalen Austastung eine erneute Urinprobe abzugeben, da diese Flüssigkeit neben dem Harn noch das bei der Tastuntersuchung ausgedrückte Prostatasekret enthält. Damit können Keime und Entzündungszellen aus der Prostata nachgewiesen werden.

Die Untersuchung auf so genannte harnpflichtige Substanzen im **Blut** (das sind Abbauprodukte von Eiweißen, z. B. *Kreatinin* und Harnstoff) deutet bei erhöhten Werten auf eine Schädigung der Nieren hin. Diese kann infolge einer chronischen Harnstauung durch ein Abflusshindernis (Prostatavergrößerung) auftreten, aber natürlich auch andere Ursachen haben, z. B. eine Erkrankung der Nieren selbst oder aber eine Folgeschädigung durch andere Erkrankungen wie etwa die Zuckerkrankheit (*Diabetes mellitus*). Für die Analyse müssen Sie sich einige Milliliter Blut abnehmen lassen.

Ein weiterer wichtiger Blutwert, der auf eine Prostatavergrößerung hinweisen kann, ist der so genannte *PSA-Wert*. Er zeigt die Menge des *prostataspezifischen Antigens* (abgekürzt *PSA*) im Blut an. Dieses Antigen ist ein Eiweißstoff, der nur von den Prostatazellen produziert und ins Blut abgegeben wird. Bei bestimmten Veränderungen des Drüsengewebes oder bei Erkrankungen der Prostata kann es vorkommen, dass vermehrt PSA gebildet wird – das gilt für gutartige ebenso wie für bösartige Wucherungen der Prostata, aber auch für Entzündungen oder Abszesse (mehr dazu ab Seite 103 bzw. 113). Gemessen wird die PSA-Menge in Nanogramm (Milliardstel Gramm, ng) pro Milliliter (ml) Blut. Ein Wert von weniger als vier ng/ml ist normal, schließt aber leider nicht sicher eine bösartige Veränderung der Prostata aus, da in seltenen Fällen sehr bösartige oder zunächst noch kleine Tumoren wenig PSA produzieren. Der Bereich zwischen vier und zehn ng/ml wird als eine Art »Grauzone« angesehen, weil ein entsprechendes Messergebnis sowohl auf eine BPH als auch auf einen Prostatakrebs hindeuten kann, während ein Wert über zehn ng/ml eine bösartige Prostata-Erkrankung wahrscheinlich macht. Deshalb ist der PSA-Wert für die Früherkennung des Prostatakrebses gut geeignet (vgl. Seite 131 f.).

Wichtig zu wissen ist, dass der PSA-Wert lediglich generell auf eine Veränderung an der Prostata hinweist. Er ist zwar organspezifisch, d.h. er wird nur von der Prostata produziert, ist jedoch kein Tumormarker, der notwendigerweise das Vorhandensein eines bösartigen Tumors anzeigt. Erhöhte PSA-Werte können durch eine Vielzahl von Faktoren bedingt sein, wie z.B. eine gutartige Vergrößerung oder Entzündung der Prostata. Auch das Austasten der Prostata mit dem Finger durch den Arzt oder das Sitzen auf einem harten Fahrradsattel (Rennradfahren), aber natürlich vor allem bösartige Veränderungen der Prostata können einen hohen PSA-Wert zur Folge haben.

Ultraschalluntersuchung

Mit der Ultraschalltechnik steht eine Untersuchungsmethode zur Verfügung, die schmerzlos und unschädlich zuverlässige Aussagen über die Größe, Lage und Struktur innerer Organe ermöglicht. Bei

INFO

Stellt der Arzt bei der rektalen Austastung der Prostata keine Veränderungen fest und liegt der PSA-Wert um 4 ng/ml oder knapp darüber, sollte dieses Ergebnis in regelmäßigen Abständen kontrolliert werden. Je höher der Messwert ist, desto öfter ist eine Verlaufskontrolle erforderlich oder – abhängig von weiteren Messwerten bzw. Faktoren – eine Gewebeentnahme (Biopsie) aus der Prostata. Liegt der Wert über 10 ng/ml, wird der Arzt in jedem Fall eine Biopsie durchführen und die Gewebeprobe auf eine bösartige Veränderung hin untersuchen lassen (ausführliche Informationen dazu ab Seite 135).

Sonographie leitet sich ab vom lateinischen *sonus* = *Schall*, *ultra* bedeutet *jenseits*, hier »jenseits des menschlichen Hörens«.

der Diagnostik mit Ultraschall (*Sonographie*) wird in der Medizin das Phänomen genutzt, das in der Technik als Radar bekannt ist: Ein winziger Sender strahlt unhörbare Schallwellen in das Gewebe. Je nach der Dichte der Gewebestrukturen werden die Schallwellen reflektiert – d.h. es wird ein »Echo« erzeugt –, von einem kleinen Empfänger registriert und ausgewertet. Da Hohlorgane, relativ dichte Körperorgane und luft- oder flüssigkeitsgefüllte Räume unterschiedliche Echos erzeugen, kann man mit der Ultraschalltechnik ähnlich wie mit Röntgenstrahlen sozusagen in das Körperinnere hineinschauen.

Die Sonographie bietet einen besonderen Vorteil: Sie ist in den üblichen Schallintensitäten ungefährlich. Es muss nicht, wie gegen die Strahlen bei Röntgenuntersuchungen, ein großer technischer Schutzaufwand betrieben werden. Ultraschalluntersuchungen sind, selbst wenn sie mehrfach durchgeführt werden müssen, unschädlich und für den Arzt sehr informativ. Der Laie könnte allerdings auf den Bildern recht wenig erkennen.

Mit Hilfe einer **äußeren Ultraschalluntersuchung** (das Gerät wird dabei auf die Bauchdecke oder Taille gelegt) lassen sich Nieren, oberer und unterer Harnleiteranteil sowie die Blase gut darstellen. Eine Untersuchung der Blase nach dem Wasserlassen gibt außerdem Aufschluss über eine mögliche Restharnbildung. Die Menge des Restharns kann anhand des Ultraschallbildes gemessen oder eingeschätzt werden. Nicht behandlungsbedürftig ist eine Restharnbildung bis zu 50 Milliliter – wenn keine zusätzlichen Störungen vorliegen. Als erhöht und damit behandlungsbedürftig gelten mehr als 100 Milliliter Resturin. Wichtig bei dieser Untersuchung ist, dass Sie sich ausreichend Zeit zur Blasenentleerung genommen haben und dass der Resturin unmittelbar nach dem Wasserlassen bestimmt wird, da sich bei längeren Wartezeiten vor einer erneuten Ultraschalluntersuchung die Blase wieder gefüllt haben kann.

Eine spezielle Untersuchung der Prostata selbst ist die **innere Ultraschalluntersuchung**, auch **t**_rans_**r**_ektale_ **U**ltraschalluntersuchung (TRUS) genannt (von lat. _trans = über, durch … hindurch_). Dazu wird eine dünne Ultraschallsonde in den Enddarm eingeführt und das Bild der Prostata auf einen Monitor übertragen. Abbildung 8 zeigt, wie eine solche Ultraschallaufnahme aussieht, und beschreibt, was der Arzt darauf erkennen kann.

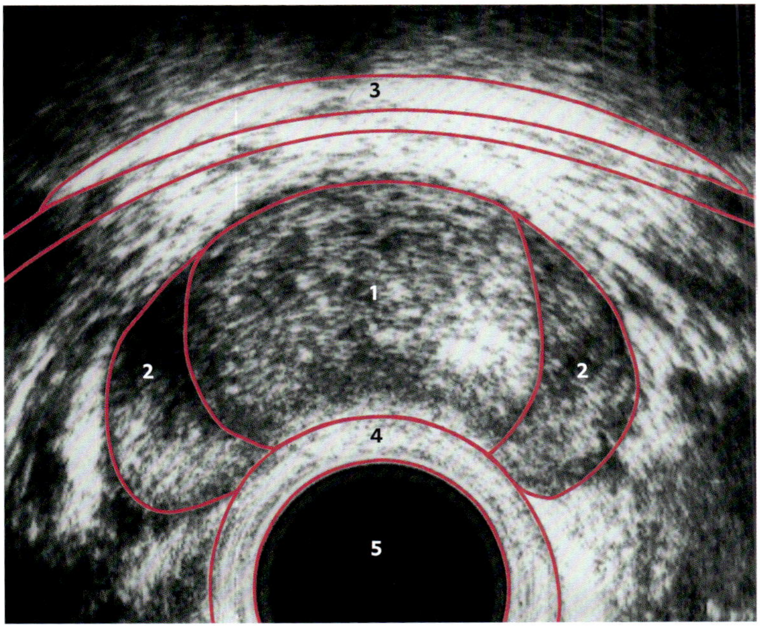

Abb. 8 Transrektale Ultraschallaufnahme der Prostata: Das unterschiedliche Echo der Prostata und des umgebenden Gewebes machen dem Arzt eine exakte Beurteilung der Drüse möglich. Transitionale (1) und periphere Zone (2), Gewebe (3), Enddarm (4), Ultraschallsonde im Enddarm (5).

Diese Untersuchung lässt eine genaue Größenbestimmung der Prostata zu. Darüber hinaus können Erkrankungen der Prostata wie z. B. Entzündungen, Steine sowie bösartige Veränderungen ab einem Umfang von einigen Millimetern sichtbar gemacht werden. Neben der Beurteilung der Größe, die bei einer erheblichen Prostatavergrößerung für die Wahl der Operationsmethode wichtig ist, kann mit Hilfe des transrektalen Ultraschalls vor allem eine exakte Gewebeentnahme aus einem Bezirk, der bösartig verändert erscheint, vorbereitet werden. Weiterhin findet der transrektale Ultraschall in der Klinik Verwendung, um vor der Lasertherapie der gutartigen Vergrößerung oder vor einer Bestrahlung der Prostata wegen eines Tumors den genauen Ort der Veränderung bestimmen zu können (s. Seite 86 bzw. 152). Mittlerweile gibt es hochauflösende Ultraschallgeräte, die gestochen scharfe oder sogar dreidimensionale, also räumliche Bilder liefern – zusammengesetzt aus 30 bis 60 verschiedenen Grautönen.

Besondere Formen der Ultraschalluntersuchung sind die Messung der Durchblutung der Prostata mit einem sog. Doppler-Ultraschall und die Elastographie. Bei der Messung der Durchblutung können Arterien und Venen innerhalb und in der Umgebung der Prostata dargestellt werden. Gewebegebiete mit Entzündungen und vor allem Tumoren weisen meist eine vermehrte Durchblutung und Gefäßneubildung auf und können dadurch eingegrenzt werden. Entnimmt man hier Gewebe, erhöht sich die „Trefferwahrscheinlichkeit" für die Diagnostik eines bösartigen Tumors. Die Elastographie ist eine neue spezielle Ultraschalltechnik, bei der Unterschiede der Gewebefestigkeit innerhalb der Prostata dargestellt werden. Tumoren haben durch vermehrtes Wachstum meist eine deutlich erhöhte Zelldichte im Vergleich zu gutartigem Prostatagewebe und weisen eine andere Elastizität auf. Auch mit Hilfe dieser Methode kann man also gezielt verändertes Gewebe entnehmen.

Röntgenaufnahmen

Trotz der Vorzüge der Ultraschalldiagnostik ist das Röntgen nicht überflüssig geworden. Jede Methode hat ihre Vor- und Nachteile. Die Strahlenbelastung bei den modernen Geräten (sog. digitalen Röntgenanlagen) ist inzwischen stark vermindert worden, sodass man auch bei einer Röntgenuntersuchung nicht mit Schäden durch die Strahlen rechnen muss. Auf Röntgenaufnahmen ohne Kontrastmittelgabe kann der Arzt Prostataverkalkungen und Prostatasteine sowie Steine in der Harnblase erkennen. Prostatasteine sind klein und harmlos. Sie können sich durch Verdichtung von drüseneigenem Sekret am Übergang zwischen dem von der Wucherung nach außen gedrängten Gewebe und der Prostatakapsel bilden.

Will der Arzt die Funktion der Nieren sowie die Form und Tätigkeit der Harnleiter beurteilen, so führt er bei Ihnen ein so genanntes *Ausscheidungsurogramm* (*AUG*) durch. Hierzu legt er eine kleine Kanüle in eine Armvene. Über diese Nadel gelangen etwa 50 bis 100 Milliliter einer Jodverbindung (Kontrastmittel) ins Blut. Das Kontrastmittel ist für Röntgenstrahlen »undurchlässig«. Es wird durch die Nieren wieder ausgeschieden. Auf Röntgenbildern können der Bau und die Ausscheidung der Nieren nach 10 bis 15 Minuten anhand der Kontrastgebung – eine Art »Ausgussbild« – beurteilt werden.

Harnröhre und Blasenentleerung lassen sich anhand von Röntgenaufnahmen während des Wasserlassens untersuchen, nachdem Kontrastmittel in die Vene gegeben wurde (*Miktions-Zyst-Urethrogramm*, abgekürzt *MCUG*). Die Füllung der Harnröhre mit Kontrastmittel von vorn ermöglicht es dem Arzt, die Prostatavergrößerung sowie auch die Harnröhre selbst zu beurteilen (*Urethrozystogramm*, Kurzbezeichnung *UCG*).

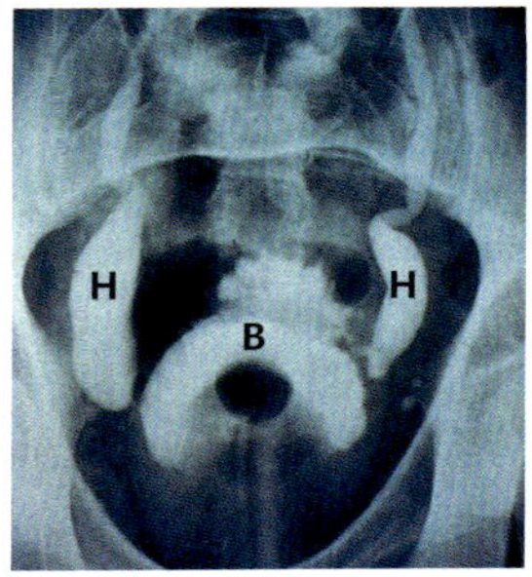

Auf dieser Röntgenkontrastaufnahme des Beckens ist deutlich zu sehen, wie sich der Urin (infolge einer BPH) von der Blase (B) bis in die stark erweiterten Harnleiter (H) zurückstaut.

INFO

Die Blase zeigt sich bei chronischer Harnstauung ebenfalls verändert, da durch die Erhöhung des Auslasswiderstandes die Blasenmuskulatur verstärkt wird. Dies erkennt der Arzt im Röntgenbild an der unregelmäßigen Begrenzung der Blasenwand (»Balkenblase«, vgl. dazu Abb. 6 auf Seite 43).

Bei allen diesen Untersuchungen handelt es sich um zusätzliche Verfahren, die natürlich nicht immer erforderlich sind.

Untersuchungen mit Hilfe von Instrumenten

Blasenspiegelung

Der Fachausdruck für die Blasenspiegelung lautet *Zystoskopie* (von griech. *cystis* = *Harnblase* und *skopein* = *betrachten*).

Liegt eine Blutung bisher noch ungeklärter Ursache vor (die auch von der Prostata kommen kann), treten gehäuft Infektionen auf oder soll die Größe der Prostata – vor allem im Hinblick auf eine mögliche Operation – von der Harnröhre aus beurteilt werden, so nimmt der Arzt eine Blasenspiegelung vor.

Die meisten Patienten haben Angst vor dieser Untersuchung. Um es ganz eindeutig zu sagen: Ihre Befürchtungen sind unbegründet! Bei der Blasenspiegelung wird unter örtlicher Betäubung der Harnröhre ein kleines, bewegliches Instrument in die Harnröhre eingeschoben. Die örtliche Betäubung schließt Schmerzen bei der Einführung des Instrumentes aus (wenn nicht besondere anatomische Verhältnisse vorliegen, die den Arzt jedoch gewöhnlich veranlassen, den Eingriff abzubrechen). Mit Hilfe einer Optik und einer Beleuchtungstechnik an der Spitze des Instruments kann der Urologe nun genau die Harnröhre und ihre Innenseite sowie die Blase mit den Harnleitermündungen beurteilen. Steine in der Blase können, wenn sie nicht zu groß sind, direkt ausgespült oder mit einer kleinen Zange durch das Instrument entfernt werden.

Es kann vorkommen, dass nach der Untersuchung, wenn die örtliche Betäubung nicht mehr wirkt, für einige Stunden Missempfindungen wie Brennen in der Harnröhre bestehen bleiben. Auch geringe Blutbeimengungen bei den ersten Urinproben nach der Untersuchung sind nichts Beunruhigendes.

Blasendruckmessung (urodynamische Messung)
Lässt sich bei bestehenden Beschwerden nicht eindeutig festlegen, ob die Prostatavergrößerung dafür verantwortlich ist oder ob eventuell andere Erkrankungen vorliegen (beispielsweise Erkrankungen der Blasenmuskulatur, die ähnliche Beschwerden wie Harndrang und Einnässen verursachen können), so muss zur weiteren Abklärung der Druck in der Blase gemessen werden.

Hierzu füllt der Arzt über einen kleinen Katheter körperwarme Flüssigkeit langsam so lange in die Blase, bis ein Harndrang entsteht. Gleichzeitig wird der Druck in der Harnblase über den Katheter gemessen und auf einem Bildschirm aufgezeichnet. Druckerhöhungen, die durch selbstständiges Zusammenziehen der Blasenmuskulatur entstehen, können damit ebenso registriert werden wie der Verlust von Urin aus der Blase.

Harnflusstest (Uroflowmetrie)
Zum Abschluss kann der Arzt einen Harnflusstest durchführen – die Blase seines Patienten ist ja nach der urodynamischen Messung gut gefüllt. Dabei wird aufgezeichnet, wie viel Harn Sie in einer bestimmten Zeit aus der Blase entleeren. So lassen sich die Angaben, die Sie zu Ihrem Harnstrahl machen, nachmessen. Auch diese Untersuchungen sind bei einer Prostatawucherung nicht in jedem Fall notwendig. Sie sollten jedoch stets von Spezialisten durchgeführt werden.

Wir haben die diagnostischen Möglichkeiten hier zum Teil sehr ausführlich dargestellt, um Ihnen vor allem unberechtigte Ängste vor diesen Untersuchungen zu nehmen. Noch einmal sei mit aller Deutlichkeit gesagt: Diese Aufzählung ist nicht etwa eine Reihenfolge von Pflichtuntersuchungen. Bei vielen Patienten wird die rektale Untersuchung bereits ausreichend sein und keine zusätzlichen

INFO

Falls nach diesen Untersuchungen Fieber auftritt, sollten Sie den Urologen erneut zu Rate ziehen. Diese gelegentliche Folgeerscheinung ist weder ein Grund zur Besorgnis noch Zeichen eines unsachgemäßen Vorgehens. Es handelt sich hier fast immer um eine bakterielle Infektion, die mit Antibiotika rasch beseitigt werden kann.

Die Tabelle auf der nächsten Seite fasst zusammen, welche Befunde, die möglicherweise im Rahmen einer Prostatavergrößerung auftreten, der Facharzt, in der Regel der Urologe, ermitteln kann.

Befunde, die auf eine BPH hindeuten können

Befund	Nachweis durch
Blut (rote Blutkörperchen) im Urin Infektion der Prostata bzw. des Urins (Bakterien oder Eiter und weiße Blutkörperchen im Urin)	Urinuntersuchung (Labor)
Erhöhung der harnpflichtigen Substanzen im Blut Erhöhung des PSA-Wertes im Blut*	Blutuntersuchung (Labor)
Blasensteine Verstärkung der Blasenwandmuskulatur (»Balkenblase«)	Röntgenuntersuchung, Blasenspiegelung
Restharnbildung (messbare Werte)	Ultraschall, Röntgenuntersuchung
Aufstauung der oberen Harnwege	Röntgenuntersuchung, Ultraschall

* Den PSA-Wert bestimmt der Arzt vor allem, um eine bösartige Erkrankung der Prostata ausschließen zu können (vgl. Seite 50)

Maßnahmen erfordern. Die Kunst der Diagnostik besteht nicht darin, alles Mögliche zu tun, sondern alles Notwendige. Und darüber kann nur der Arzt im jeweiligen konkreten Fall entscheiden.

Aufgrund der Ergebnisse von Austastung, PSA-Messung und einer transrektalen Ultraschalluntersuchung wird er in der Regel die Diagnose einer gutartigen Prostatavergrößerung stellen und eine bösartige Wucherung der Prostata mit großer Wahrscheinlichkeit ausschließen können. Da es aber auch Tumoren gibt, die wegen ihrer geringen Größe weder tastbar noch im Ultraschall erkennbar sind und zudem kein PSA ins Blut abgeben, sind – vor allem bei grenzwertigem oder erhöhtem PSA-Wert – regelmäßige, mindestens jährliche Kontrolluntersuchungen notwendig (mehr dazu im Kasten auf Seite 51).

Welche Folgen hat die Diagnose »BPH«?

Kein Arzt wird ernsthaft eine aufwändige Diagnostik betreiben, nur um einen bestimmten Befund zu erheben und es dann damit bewenden zu lassen. Was muss geschehen, wenn eine Vergrößerung der Prostata nachgewiesen wurde? Führt die Diagnose »gutartige Prostatahyperplasie« geradewegs auf den Operationstisch? Größenveränderungen der Vorsteherdrüse im Laufe des Lebens und der biologischen Entwicklung sind grundsätzlich nichts Krankhaftes. In der Pubertät wächst die Drüse zunächst schnell, danach ist die allmähliche Größenzunahme geringer, aber sie wächst langsam weiter. Ab dem fünften bis sechsten Lebensjahrzehnt bewirkt die Größenzunahme häufiger Beschwerden.

Rund die Hälfte aller Männer über 50 Jahre haben eine deutlich vergrößerte Prostata, die zum Teil auch Beschwerden verursacht.

Trotzdem ist keine überstürzte Behandlung notwendig, wenn nicht die erwähnten Komplikationen auftreten. Denn bis aus den ersten erkennbaren Veränderungen das Vollbild der Krankheit entsteht, dauert es etwa 10 bis 15 Jahre. Außerdem ist es wichtig zu wissen, dass die Erkrankung sich nicht in jedem Fall fortschreitend verschlechtert. Nur bei ungefähr der Hälfte aller Männer mit Prostatabeschwerden verschlimmern sich Befunde und Probleme im Laufe der Zeit. Bei etwa 30 Prozent kommt es sogar über längere Zeit auch ohne Behandlung zu einer Besserung.

Die Diagnose einer Prostatavergrößerung allein ist folglich noch kein Anlass für eine Soforttherapie – ein Grund mehr, sich vor Untersuchung und Befund nicht zu scheuen.

Was Sie selbst tun können

Wenn der Arzt bei Ihnen eine Prostatavergrößerung festgestellt hat, die nicht sofort behandelt werden muss, sollten Sie sich an folgende Ratschläge halten:

Empfehlungen

- → Achten Sie darauf, ob sich Veränderungen beim Wasserlassen zeigen (die typischen Symptome einer BPH finden Sie im Kasten auf Seite 33).
- → Beugen Sie Unterkühlungen durch zweckmäßige Kleidung vor.
- → Schränken Sie Ihren Kaffee- und Alkoholgenuss ein, vor allem am Abend. Auch beim Rauchen sollten Sie sich zurückhalten.
- → Entleeren Sie Ihre Blase regelmäßig und vollständig, und zögern Sie das Wasserlassen nicht zu lange hinaus.
- → Versuchen Sie Stuhlverstopfung zu vermeiden: Trinken Sie ausreichend, und nehmen Sie genügend Ballaststoffe (in Vollkornbrot oder Gemüse enthalten) zu sich. Oft genügt auch schon etwas mehr Bewegung.
- → Halten Sie konsequent eine geregelte Darmtätigkeit ein.
- → Gehen Sie bei Schmerzen im Becken- oder Harnröhrenbereich oder auffälligen Veränderungen Ihres Urins möglichst bald zum Urologen.
- → Halten Sie ärztlich verordnete Therapien (z. B. bei Nierenleiden) unbedingt konsequent ein.
- → Auch wenn keine Beschwerden auftreten, sollten Sie Ihre Prostatavergrößerung wenigstens einmal jährlich vom Arzt kontrollieren lassen, damit eventuelle Veränderungen rechtzeitig erkannt und behandelt werden können.
- → Sitzbäder (wenn möglich, ein- bis zweimal pro Woche) können entspannend auf die Blase wirken. In der Apotheke sind Badezusätze wie Zinnkraut, Kamille, Heublume oder Haferstroh erhältlich. Die Badetemperatur sollte ca. 38 °C betragen, die Badedauer 15 bis 20 Minuten.

- → Extrakte als Tropfen oder Dragees mit den Wirkstoffen verschiedener Heilpflanzen, z. B. aus Kürbiskernen, Brennnesselwurzel, Sägepalme und Roggenpollen, können vermutlich die Regulationsprozesse in der Prostata günstig beeinflussen (mehr dazu ab Seite 66).
- → Sitzen Sie möglichst nicht zu lange. Besonders gefährlich ist die Kombination aus Sitzen plus Kälte plus Alkohol – das »Biergarten-Syndrom«.
- → Sorgen Sie für regelmäßige körperliche Bewegung; vermeiden Sie aber jede Überanstrengung.

Wie wird eine gutartige Prostatavergrößerung behandelt?

Die Behandlung der Prostatahyperplasie hängt im Wesentlichen davon ab, wie sehr die Beschwerden den Betroffenen in seinem Alltag beeinträchtigen. Weitere Einflussfaktoren sind Allgemeinzustand und Alter des Mannes, seine Aktivität sowie die Größe seiner Prostata. Als grobe »Entscheidungshilfe« kann der Arzt zusätzlich das Stadium heranziehen, in dem sich die Krankheit befindet.

Ausführliche Erläuterungen zu den Anzeichen und Beschwerden der drei BPH-Stadien finden Sie auf Seite 38 f.

Vor jeder Therapie der gutartigen Vergrößerung muss der Arzt – mit Hilfe von rektaler Untersuchung, PSA-Messung und transrektalem Ultraschall (vgl. Seite 46–53) – festgestellt haben, dass das Prostatawachstum mit hoher Wahrscheinlichkeit nicht durch eine bösartige Veränderung verursacht wird. Prostatakrebs erfordert nämlich eine völlig andere Behandlung (Näheres ab Seite 143).

Wann ist eine Operation vermeidbar, und wann muss sie sein?

Eine Prostatavergrößerung führt, wie schon gesagt, nicht zwangsläufig zur Operation. Die Wahrscheinlichkeit, dass ein heute

Allein der Tastbefund einer vergrößerten Prostata bedeutet, wie Sie wissen, nicht, dass eine Therapie notwendig ist. Ebenso wird eine Operation nicht »automatisch« nötig.

Allerdings ist die konservative (also die organerhaltende) Behandlung oft lediglich ein Zwischenstadium, und viele Männer kommen schließlich doch um einen operativen Eingriff nicht herum.

40-jähriger Mann mit einer BPH sich bis zum 80. Lebensjahr einer Operation unterziehen muss, liegt bei etwa zehn Prozent.

Aus anderen Ländern liegen davon abweichende Zahlen vor. Richtig ist jedenfalls: Nur diejenigen Patienten, bei denen es zu einer starken Abflussbehinderung in den Harnwegen gekommen ist, benötigen eine baldige operative Therapie. Bei allen anderen lassen sich Maßnahmen langfristig planen und dadurch weitergehende Schritte – wie eine Operation – eventuell hinauszögern oder ganz vermeiden. Eine Behandlung ist nur dann medizinisch notwendig, wenn die Entwicklungsstadien II oder III erreicht sind. Im Stadium I kann sie erfolgen, wenn die Beschwerden zu lästig sind und Ihr tägliches Leben dadurch empfindlich gestört wird.

Geringe irritative und obstruktive Beschwerden, die für das **Stadium I**, also das Reizstadium, charakteristisch sind, lassen sich meist mit Hilfe konservativer Maßnahmen deutlich bessern (s. Kasten »Empfehlungen« ab Seite 60). Auslöser für eine Harnsperre, wie die Abkühlung des Unterkörpers durch Sitzen auf kaltem Untergrund oder durchnässte Kleidung, sollten Sie unbedingt vermeiden: Nicht selten führt der Genuss von reichlich Alkohol auf kalter Sitzgelegenheit zur ersten Harnsperre (»Biergarten-Syndrom«)! Im Reizstadium sind auch die milden und gewissermaßen nebenwirkungsfreien pflanzlichen Arzneimittel wirkungsvoll (mehr dazu ab Seite 66).

Das **Stadium II** (Stadium der Restharnbildung) erfordert eine stärkere medikamentöse oder bereits eine operative Therapie. Für Patienten, deren Gesundheitszustand eine Operation erlaubt, kommen nach meiner Einschätzung vorrangig eine chirurgische Behandlung oder so genannte alternative (ebenfalls chirurgische) Verfahren wie z. B. Lasertherapie in Frage. Mit Medikamenten allein können vor allem jene Patienten behandelt werden, die aus allgemeinmedizinischen Gründen nicht oder nur mit hohem Risiko operabel sind oder die eine Operation zu diesem Zeitpunkt nicht wünschen.

Männer im **Stadium III** (Stadium der Dekompensation) mit Harnstauungsnieren und einem eventuell erhöhten Gehalt an harnpflichtigen Substanzen im Blut (vgl. Seite 50) benötigen vor jeder medikamentösen oder chirurgischen Therapie zunächst eine **Harnableitung**: Das beginnende Nierenversagen muss durch die Beseitigung des Harnstaus behandelt werden, damit sich die Nierenfunktion verbessert und die Erweiterung der oberen Harnwege zurückbildet. Dazu muss der Arzt einen Dauerkatheter durch die Harnröhre oder einen *suprapubischen* Katheter legen (mehr darüber gleich im Anschluss). Ebenso sollte eine chronisch überdehnte Blase mit Hilfe eines Katheters für einige Tage bis Wochen entlastet werden, bevor die Prostata chirurgisch entfernt wird. So kann sich die Muskulatur in der Blase wieder erholen und kräftigen. Wird dies nicht beachtet, so besteht die Gefahr, dass auch nach erfolgreicher Entfernung der Prostata weiterhin Probleme mit dem Wasserlassen auftreten: Die Austreibungskraft der Blasenmuskulatur für den Urin ist dann nämlich wegen der überdehnten Blase zu gering.

Die Katheterisierung

Fast alle Patienten haben Angst vor dem Blasenkatheter, denn der Penis und die Harnröhre sind schmerzempfindlich. Diese Angst ist aber unbegründet, wie jeder bestätigen kann, der bereits einmal einen Katheter eingeführt bekam.

Im Falle einer Harnsperre ist es unvermeidbar, die Blase über einen Katheter zu entleeren. Dafür gibt es, wie schon angedeutet, zwei verschiedene Möglichkeiten: den Katheter durch die Harn-

INFO

Auf Geschlechtsverkehr müssen Sie bei einer Prostatavergrößerung nicht verzichten. Die sexuelle Erlebnisfähigkeit und auch die Potenz werden durch die Prostataveränderung im Reizstadium nicht beeinträchtigt.

Der Ratschlag, zur »Schonung« der Prostata sexuelle Enthaltsamkeit zu üben, entbehrt jeder wissenschaftlichen Grundlage. Umgekehrt gilt aber auch: Viel Sex schützt nicht vor BPH!

INFO

Für Männer in diesem Krankheitsstadium ist eine Operation unvermeidbar – es sei denn, sie befinden sich in einem sehr schlechten körperlichen Zustand. Wer nicht operiert werden kann, benötigt eine dauerhafte Harnableitung, am besten durch einen suprapubischen Katheter.

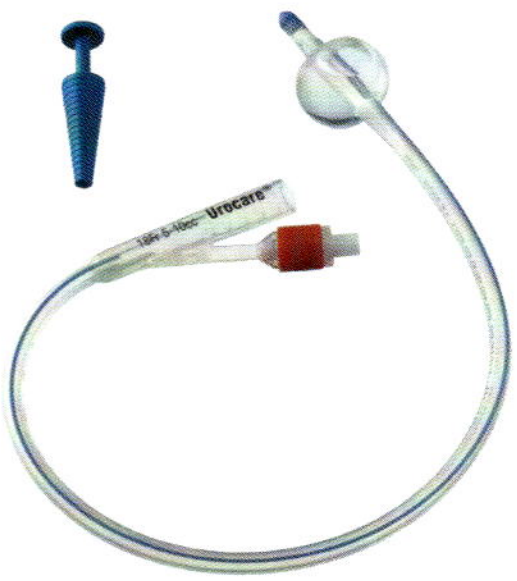

transurethraler Blasenkatheter

röhre (transurethraler Blasenkatheter) und den suprapubischen Katheter direkt durch die Bauchwand.

Und so wird der **Katheter durch die Harnröhre** gelegt: Nachdem die Harnröhre mit einem Gleitmittel, das auch ein Medikament zur Harnröhrenbetäubung enthält, gleitfähig gemacht wurde, wird steril (keimfrei) ein dünner, elastischer Schlauch in die Blase eingeführt. Mit Hilfe eines kleinen Ballons, der sich am blasenseitigen Ende befindet, wird der Katheter in der Blase festgehalten. Der Ballon wird von außen durch ein Ventil und eine dünne Zuleitung im Katheter selbst mit Wasser gefüllt und verhindert auf diese Weise, dass der Schlauch aus der Blase herausrutschen kann (s. Abb. 9a auf der nächsten Seite).

Tritt die Harnsperre akut und erstmalig auf, so genügt es, die überdehnte Blase zu entleeren und danach den Katheter zu entfernen. Anschließend können Sie meist wieder normal Wasser lassen. Haben sich größere Restharnmengen gebildet, so muss die Blasenentleerung nach jeweils 500 bis 600 Millilitern unterbrochen werden, da es bei schneller Entleerung der Blase zu einer Blutung aus der Blasenwand kommen kann. Hatten Sie längere Zeit Beschwerden beim Urinieren oder ist bereits häufiger eine Harnsperre entstanden, so wird die Harnableitung zunächst belassen, bis die Erkrankung vollständig abgeklärt und behandelt ist. Damit die Harnröhre nicht unnötig lange durch einen Dauerkatheter irritiert wird, kann bei voller Blase auch ein **suprapubischer Katheter** direkt durch die Bauchwand in die Blase eingelegt werden (*suprapubisch* heißt *über dem Schambein gelegen*). Das klingt sehr dramatisch, ist aber harmlos und ungefährlich.

Ist die Blase stark gefüllt, so wölbt sie sich über das Schambein hinauf und hebt die Eingeweide des Bauchraumes an. Bei der

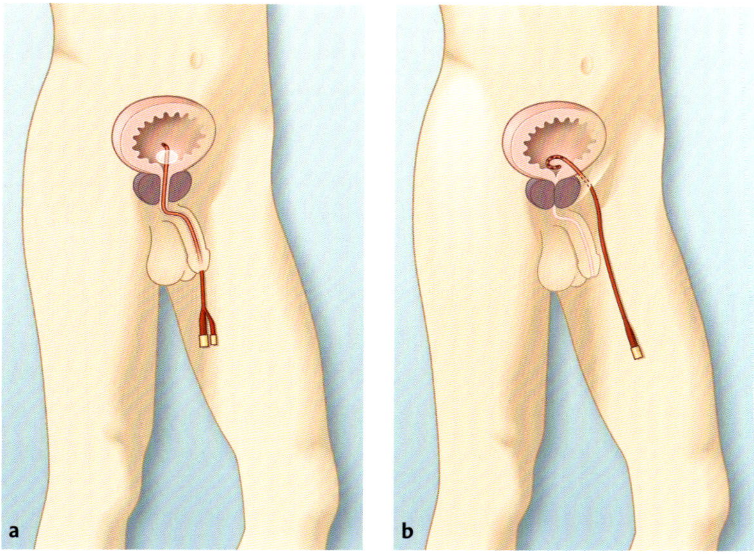

Abb. 9 Blasenkatheter: Der Katheter durch die Harnröhre (a) wird von einem wassergefüllten Ballon in der Blase festgehalten. Neben dem Ablauf für den Harn besitzt dieser Katheter noch einen Zulauf für das Wasser. Den suprapubischen Katheter (b) legt der Arzt durch einen kleinen Einstich in der Bauchdecke – direkt über dem Schambein – in die Blase. Er benötigt nur einen Ablauf für den Harn.

Punktion (Einstich in die Bauchdecke) können diese deshalb nicht verletzt werden. Die Haut an der späteren Einstichstelle (etwa einen Zentimeter oberhalb des Schambeins) wird betäubt und der kleine Katheter mit Hilfe einer Kanüle in die Blase eingeführt (s. Abb. 9b). Der Katheter lässt sich dann direkt an der Haut befestigen.

Dieses Verfahren bietet den Vorteil, dass die Harnröhre nicht in Mitleidenschaft gezogen wird und Sie beobachten können, ob das Wasserlassen von selbst oder während der Behandlung der Prostatavergrößerung wieder in Gang kommt. Sobald der dünne suprapubische Katheter wieder entfernt wird, schließt sich die minimale Verletzung in der muskulären Blasenwand sofort. Sie muss also nicht genäht werden.

Die Wirksamkeit pflanzlicher Arzneimittel

Traditionell werden Heilpflanzen und ihre Extrakte bei bestimmten Beschwerden angewendet, weil sie eine immer wieder **beobachtete** Befindlichkeitsänderung beim behandelten Menschen hervorrufen, ohne dass es dafür in jedem Fall einen wissenschaftlichen Beweis gibt. Früher nahm man an, diese Wirkung beruhe vor allem auf einem »Placebo-Effekt«, d. h. die Behandelten würden durch pflanzliche Medikamente vor allem psychologisch günstig beeinflusst, sodass sich ihre Beschwerden auch ohne eine nachweisbare organische Veränderung besserten. Heute werden nun mehr und mehr auch die Inhaltsstoffe von Heilpflanzen hinsichtlich ihrer Wirksamkeit in klinischen Studien untersucht. Man möchte eine Besserung des Krankheitsbildes **messbar** nachweisen, und man will wissen, welche der verschiedenen Substanzen der Pflanze diese bewirken.

ACHTUNG

Nochmals sei an dieser Stelle betont, dass eine beschwerdefreie Vergrößerung der Prostata allein nicht ärztlich behandelt werden muss. Sie sollten sie allerdings regelmäßig kontrollieren lassen und auch die ab Seite 60 genannten vorbeugenden Maßnahmen beachten!

Im Stadium I der gutartigen Prostatavergrößerung bzw. solange die Beschwerden eher gering sind, können zusätzlich zu den konservativen Maßnahmen (vgl. Seite 60–61) pflanzliche Medikamente (*Phytopharmaka*) eingesetzt werden. In einem weiter fortgeschrittenen Stadium bzw. bei stärkeren Beschwerden kann sie der Arzt auch als ergänzende Therapie verordnen. Zur Anwendung kommen vor allem vier Heilpflanzen: Kraut und Wurzeln der Brennnessel, Früchte der Sägepalme, Kürbiskerne und Roggenpollen. Abbildungen dieser Pflanzen bzw. Pflanzenteile finden Sie auf den hinteren Umschlaginnenseiten.

Heilpflanzen gegen leichte Prostatabeschwerden

- → Brennnessel (Urtica dioica)
- → Sägepalme (Sabal serrulatum)
- → Arzneikürbis (Cucurbita pepo)
- → Roggenpollen (Secale cereale)

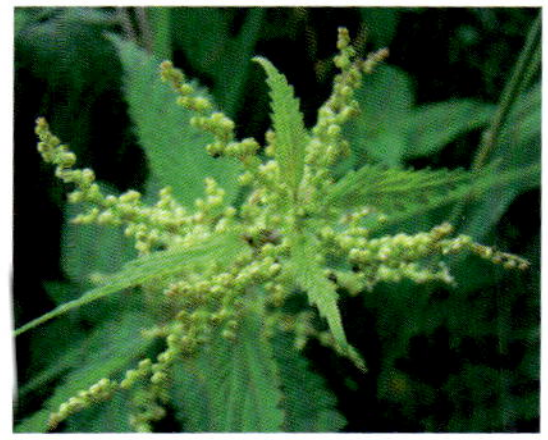

Ihre Hauptwirkstoffe sind die so genannten *Phytosterole*. Sie führen zu einer **Abschwellung der Prostata**. Damit steigt der Harnfluss wieder deutlich an, und Symptome wie störendes nächtliches Wasserlassen, ständiger Harndrang oder Harntröpfeln bessern sich. Der Reizzustand klingt ab. Bisher war nicht genau klar, wo diese Substanzen im Körper ansetzen. Neuere Studien lassen aber vermuten, dass sie möglicherweise in den Testosteronhaushalt eingreifen können, indem sie das Enzym *5-Alpha-Reduktase* hemmen (mehr zu diesem Enzym ab Seite 72). Außerdem können sie durch Blockierung eines anderen Enzyms, der *Aromatase*, die Konzentration von Östrogen in der Prostata senken. Schließlich haben sie

Enzyme sind Eiweißmoleküle, die chemische Reaktionen im Körper steuern oder beschleunigen und im Stoffwechsel eine wichtige Rolle spielen.

Pflanzliche Arzneimittel sollten Sie nur dann einnehmen, wenn bestimmte Voraussetzungen erfüllt sind:

- → Harnstau, Restharnbildung oder andere Folgen der Prostatahyperplasie – definitionsgemäß Symptome der Stadien II und III – müssen fachärztlich ausgeschlossen sein.
- → Es darf durch diese Behandlung zu keiner Verzögerung einer vielleicht unumgänglichen Operation oder einer anderen sicher wirksamen Therapie kommen.
- → Es muss geklärt sein, dass mit hoher Wahrscheinlichkeit kein Krebsleiden vorliegt.
- → Eine Überempfindlichkeit gegenüber den Pflanzenpräparaten darf natürlich nicht bestehen.

Ob Sie auf diese pflanzlichen Mittel überempfindlich reagieren, lässt sich letztlich nur durch Ausprobieren feststellen; insgesamt sind solche Allergien jedoch relativ selten und meist nicht lebensbedrohlich.

INFO

Klar ist, dass derartige Heilmittel keine Wunderdrogen sind, die etwa eine Operation vermeiden helfen. Eine Behandlung ist aber in jedem Fall sinnvoll, da die pflanzlichen Wirkstoffe selbst bei längerer Einnahme keine Nebenwirkungen haben und die Sexualität nicht beeinträchtigen.

entzündungshemmende Eigenschaften. Eine besondere Wirksamkeit wird einem dieser Sterole, dem *Beta-Sitosterin*, zugeschrieben; deshalb gibt es auch Präparate, die nur diesen Wirkstoff enthalten.

Die Medikamente stehen in verschiedenen Darreichungsformen (Tabletten oder Tropfen) zur Verfügung und werden, wenn der Arzt sie Ihnen verschrieben hat, von der Krankenkasse bezahlt. Sie können aber auch ganze Kürbiskerne knabbern oder zum Verfeinern von Salaten verwenden. Vorteil der Fertigpräparate (z. B. Extrakte aus Brennnesselwurzeln) ist jedoch, dass sie standardisierte Wirkstoffmengen enthalten und deshalb genauer dosierbar sind. Lassen Sie sich von Ihrem Arzt oder Apotheker beraten, ob und welche Pflanzenpräparate in Ihrem speziellen Fall in Frage kommen könnten.

Die Behandlung mit synthetischen Medikamenten

Neben Arzneimitteln, die aus Pflanzen gewonnen werden, gibt es auch Medikamente, deren Wirkstoffe man künstlich herstellt (*synthetisiert*) und deren Wirkmechanismus genau bekannt ist. Einige der synthetischen Stoffe werden im Labor den pflanzlichen »nachgebaut«, andere werden ohne solch ein Vorbild in der Natur entwickelt.

Bevor der Arzt Ihnen zu einer Operation rät, wird er versuchen, sofern es Ihr Prostatabefund zulässt, eine Verkleinerung der Drüse mit diesen Medikamenten zu erreichen. Das Gleiche gilt, wenn eine Operation aus verschiedenen Gründen nicht mehr möglich ist. Oft kann die medikamentöse Therapie die Operation jedoch nur hinausschieben und nicht endgültig vermeiden. Das muss berücksichtigt werden, wenn man sich für eine lang dauernde, nicht immer nebenwirkungsfreie Behandlung mit Arzneimitteln entscheidet.

Informationen zu den wichtigsten Prostatamedikamenten erhalten Sie im Anschluss. Zwei Bemerkungen vorab: Zum einen lassen sich in diesem Abschnitt Fremdwörter – z. B. für chemische Wirkstoffe – nicht umgehen. Zum anderen sollten Sie die folgenden Seiten keinesfalls als Wunschliste betrachten, nach der Sie bei Ihrem Arzt noch ein paar neue Mittel ordern können. Die Behandlung mit Medikamenten wird hier ausführlich dargestellt, damit Sie, falls Sie den einen oder anderen Arzneistoff erhalten, Näheres über dessen Wirkmechanismus erfahren und dadurch auch Wirkungen und Nebenwirkungen besser verstehen können.

Nach ihren Wirkprinzipien lassen sich drei Gruppen von Medikamenten zur Behandlung einer BPH unterscheiden:

→ Medikamente, die *Rezeptoren* (Bindungsstellen) an den Zellwänden für das körpereigene Hormon *Noradrenalin* blockieren *(Alpha-1-Rezeptoren-Blocker)*;
→ Medikamente, die die Aktivität körpereigener Enzyme bremsen *(5-Alpha-Reduktase-Hemmer)*;
→ Medikamente, die in den Testosteronhaushalt des Körpers eingreifen *(Antiandrogene, LH-RH-Agonisten, Östrogene, Cyproteronacetat)*.

Die Reihenfolge, in der diese Medikamente vorgestellt werden, entspricht ihrer Bedeutung für die Therapie – die wichtigsten werden zuerst genannt.

Zu allen drei Gruppen finden Sie hier Erläuterungen und Beispiele. Wir können an dieser Stelle keine konkreten Präparatenamen nennen, sondern nur die Namen der Wirkstoffe, die in Arzneimitteln verschiedener Pharmahersteller ausschließlich oder kombiniert enthalten sind. Wie die jeweiligen Präparate heißen, erfahren Sie bei Ihrem Arzt oder Apotheker. Beide werden ebenfalls zu Wir-

INFO

Als **Rezeptoren** (»Bindungsstellen«) bezeichnet man bestimmte Stellen an den Zellwänden, an die sich Hormone, also körpereigene Botenstoffe, aber auch andere Substanzen – z. B. Medikamente – anheften. Rezeptoren bestehen aus Eiweißstoffen und funktionieren sozusagen als »Schlüssellöcher«, in die der Botenstoff – wie der Schlüssel – genau hineinpasst. Durch diese Verbindung werden in der Körperzelle weitere Reaktionen in Gang gesetzt.
Sind die Rezeptoren z. B. durch ein Medikament besetzt und damit blockiert, kann das Hormon nicht »andocken«, seine Wirkung an der Zelle bleibt aus.

kung und Nebenwirkungen der verordneten Medikamente Auskunft geben und die Dosierung begründen können. Hier geht es lediglich um eine Übersicht.

Alpha-1-Rezeptoren-Blocker

Sie wurden ursprünglich als blutdrucksenkende Mittel entwickelt und blockieren die so genannten *Alpha-1-Rezeptoren* an den glatten Muskelzellen der Blutgefäße. Dadurch verhindern sie, dass das Hormon *Noradrenalin* an die Zellwände andockt, eine Anspannung der Gefäßmuskulatur, damit eine Verengung der Blutgefäße und einen Blutdruckanstieg bewirkt. Alpha-1-Rezeptoren-Blocker führen also zur Entspannung der Gefäßmuskulatur und zur Gefäßerweiterung, verbessern die Durchblutung und senken den Blutdruck. Als »Nebenwirkung« bemerkte man außerdem einen verbesserten Harnfluss. Es stellte sich heraus, dass solche Rezeptoren auch am Blasenhals und an den glatten Muskelzellen der Prostata sitzen (vgl. Seite 26). Wie erwähnt, wachsen bei einer BPH nicht nur die Drüsen, sondern auch die muskulären Anteile der Prostata (s. Seite 31). Die Blockierung der Bindungsstellen bewirkt zwar nicht, dass sich die Prostata tatsächlich verkleinert. Sie hat jedoch zur Folge, dass sich der Blasenauslass erweitert, das Prostatagewebe entspannt und der gestaute Urin dadurch besser ausgeschieden werden kann.

Aufgrund dieser Erkenntnisse wurden spezifische Rezeptorenblocker entwickelt, die gezielt die Muskelspannung in Blasenhals und Prostata vermindern und den Auslasswiderstand am Blasenausgang deutlich verringern. Damit verbessern sich Reizbeschwerden: Es entsteht weniger Restharn, und die Patienten müssen tagsüber wie auch nachts weniger häufig Wasser lassen. All dies sind natürlich wünschenswerte Behandlungsergebnisse. Die eigentliche Ursache der Beschwerden, nämlich die Prostatavergrößerung, wird dadurch aber nicht beseitigt.

Bereits nach wenigen Tagen ist die Wirkung der Rezeptorenblocker spürbar und erhöht sich noch bis zum siebten Behandlungstag. Weil die Medikamente aber nicht nur die Rezeptoren am Blasenauslass, sondern auch die in den Wänden der Schlagadern (Arterien) stilllegen, treten trotz langsam steigender Dosierung bei 20 bis 30 Prozent der Patienten stärkere **Nebenwirkungen** auf. Hauptsächlich sind dies eine deutliche Blutdrucksenkung, Kopfschmerzen, Herzklopfen, dazu Schwäche, Müdigkeit, Schweißausbruch und ein Schwindelgefühl bis zur Ohnmachtsneigung. Durch die Entspannung der Blasenhalsmuskulatur, also des inneren Blasenschließmuskels, kann es außerdem zum Samenausstoß in die Blase (*retrograde Ejakulation*) statt nach außen durch die Harnröhre kommen (vgl. Seite 28).

Gefährlich werden können Alpha-1-Rezeptoren-Blocker für ältere Männer, bei denen ein starker Blutdruckabfall möglicherweise die Gehirndurchblutung vermindert und zu körperlichen Ausfallserscheinungen führt. Eine bestehende Herzschwäche kann sich durch die alleinige Einnahme dieser Medikamente verschlimmern. Leidet der Betroffene aber, wie dies in unserer heutigen Zeit nicht selten ist, neben der Prostatavergrößerung unter einem erhöhten Blutdruck, so können beide Erkrankungen gleichzeitig mit dem Blutdrucksenker behandelt werden.

Neuere Rezeptorenblocker wie die Substanz *Tamsulosin* wirken noch spezifischer: Sie besetzen vorzugsweise eine bestimmte Untergruppe der Alpha-1-Rezeptoren, die **Alpha-1A-Rezeptoren**. Da sich in der Prostata und am Blasenhals überwiegend diese Sorte von Alpha-1-Rezeptoren befindet, wirkt das Medikament hier am stärksten und verursacht etwas geringere *systemische* (den gesamten Körper betreffende) Nebenwirkungen.

ACHTUNG

Bei Patienten, die beruflich am Steuer von Maschinen oder Kraftfahrzeugen sitzen, muss der Arzt besondere Vorsicht walten lassen: Die Einnahme von Alpha-1-Rezeptoren-Blockern kann aufgrund der beschriebenen Nebenwirkungen das Fahrverhalten beeinträchtigen und damit die Handhabung einschränken. Das gilt natürlich auch für private Autofahrten!

Da ständig neue, noch gezielter wirkende Rezeptorenblocker entwickelt und erprobt werden, können in den nächsten Jahren natürlich weitere Medikamente in den Handel kommen.

Alpha-1-Rezeptoren-Blocker eignen sich vor allem zur Behandlung von jüngeren Männern mit vergrößerter Prostata. Die Medikamente verändern jedoch nicht das Prostatagewebe selbst, sodass sie ein weiteres Wachstum des Drüsengewebes nicht aufhalten können. Am wirkungsvollsten sind sie bei irritativen, also Reizbeschwerden. Die Wirkstoffnamen der wichtigsten Alpha-1-Rezeptoren-Blocker, die derzeit zur Behandlung des Prostata-Adenoms eingesetzt werden, lauten *Alfuzosin, Doxazosin, Tamsulosin* und *Terazosin*. Die Namen der entsprechenden Fertigpräparate und Herstellerfirmen erfahren Sie bei Ihrem Arzt oder in der Apotheke.

Das Enzym 5-Alpha-Reduktase besteht eigentlich aus zwei Unterformen *(Isoenzymen)*. Während Finasterid nur eins dieser Isoenzyme blockiert, hemmt Dutasterid beide Formen und sorgt so dafür, dass im ganzen Körper in den Zellen kaum noch Dihydrotestosteron entsteht. Letztendlich macht es sich nicht bemerkbar, ob ein oder zwei Rezeptoren blockiert werden. Beide Medikamente sind gleich wirksam.

5-Alpha-Reduktase-Hemmer

Wie der Name verrät, hemmen diese Substanzen den Einfluss des Enzyms *5-Alpha-Reduktase*, das vor allem in den Prostatazellen vorkommt. Es wandelt normalerweise das männliche Geschlechtshormon Testosteron in das eigentlich wirksame *Dihydrotestosteron* um (vgl. Seite 31). Wird dieser Vorgang durch die Ausschaltung des verantwortlichen Enzyms unterbunden, entsteht nicht mehr genügend Dihydrotestosteron, das für das Wachstum des Prostatagewebes verantwortlich ist. Das führt hauptsächlich im Bereich der Prostata zu einer geringeren Menge von Dihydrotestosteron und damit zu einer Hemmung des Prostatawachstums. Da 5-Alpha-Reduktase in kleinen Mengen auch in anderen Körperzellen vorliegt, bleibt der Einfluss solcher Medikamente nicht auf die Prostata beschränkt; die zu erwartenden Nebenwirkungen im gesamten Körper sind allerdings gering.

Die Wirkstoffe *Finasterid* und *Dutasterid* sind bisher die einzigen im Markt eingeführten Vertreter dieser Substanzgruppe. Klinische Studien haben gezeigt, dass beide Medikamente das Prostatavolumen bei Männern mit einer Prostatagröße über 40 mg um etwa 25 bis 30 Prozent verringern können.

Obwohl 5-Alpha-Reduktasehemmer innerhalb der Prostatazellen sofort bei allen behandelten Patienten wirken (was sich auch in einem deutlichen Abfall des PSA-Wertes nach vier Wochen äußert), kommt es nur etwa bei der Hälfte aller Männer zu einer Verkleinerung der Prostata und damit eventuell zu einer Linderung der Symptomatik. Es kann vor der Einnahme nicht vorhergesagt werden, ob das Medikament wirkt, sondern nur nach etwa drei Monaten beurteilt werden, ob die Prostata kleiner geworden ist und ob dies dann beim Patienten auch noch zu einer Verbesserung seiner Beschwerden geführt hat. Ist dieser Effekt eingetreten, hält er allerdings bei weiterer Tabletteneinahme auch längerfristig an.

Wie lange die Behandlung fortgeführt wird, entscheidet der Arzt für jeden Patienten individuell

Mögliche Nebenwirkungen von Finasterid und Dutasterid sind eine Vergrößerung der Brustdrüse und der Samenausstoß in die Blase sowie (selten) Potenzstörungen und eine Verminderung der Lust (*Libido*). Eine andere, eher angenehme Nebenwirkung betrifft den Haarwuchs: Finasterid kann den männlichen Haarausfall stoppen bzw. den Haarwuchs anregen.

Nach dem Absetzen der Medikamente verschwinden alle diese Nebenwirkungen (leider auch die von Finasterid auf den Haarwuchs) wieder.

Eine Kombination der schnell wirkenden Alpha-1-Rezeptoren-Blocker mit den verzögert wirkenden 5-alpha-Reduktase-Hemmern hat sich als sinnvoll erwiesen, da sich der sofortige Effekt der Rezeptorenblocker und der langfristige der 5-alpha-Reduktase-Hemmer – vor allem was das Größenwachstum der Prostata angeht – günstig ergänzen.

Nach etwa sechs Monaten wird der Arzt im Einzelfall prüfen, ob der Alpha-1-Rezeptoren-Blocker abgesetzt werden kann, da der 5-alpha-Reduktase-Hemmer bis dahin seine volle Wirkung erreicht hat.

Medikamente, die in den Testosteronhaushalt des Körpers eingreifen

Aus der Beobachtung von Männern, denen beide Hoden entfernt werden mussten, ist bekannt, dass ein Entzug des männlichen Geschlechtshormons Testosteron zur Verkleinerung der Prostata führt. Tatsächlich schrumpft die Prostata um etwa 30 bis 40 Prozent. Es gibt auch Medikamente, die die Wirkung von Testosteron verringern und somit zu einer Verkleinerung der Prostata führen können. In der Therapie der gutartigen Prostatavergrößerung finden sie auf Grund erheblicher Nebenwirkungen wie Verlust der Libido und Potenz, Gewichtszunahme, Thromboseneigung, Herzschwäche und nachlassender Muskelkraft jedoch selten Anwendung. Sie sind für die Behandlung der bösartigen Prostataveränderung vorbehalten. und werden nur extrem selten – bei sehr alten Männern, mit gutartigen und bösartigen Veränderungen der Prostata gleichzeitig – angewendet. Für jüngere Patienten sind sie nicht geeignet und spielen daher in der Behandlung der gutartigen Prostataveränderung praktisch keine Rolle!

Welche Operationsverfahren gibt es, und wie geht der Arzt dabei vor?

Wohl jeder Patient hat Angst vor einer Operation. Das ist verständlich. Man sollte aber nicht vergessen, dass der chirurgische Eingriff oftmals lang dauernde Beschwerden beseitigt, ja sogar lebensrettend sein kann. Auch beim Abwägen des Für und Wider einer Prostata-Operation muss sich jeder selbst die Frage stellen: Will ich wieder genesen, Schmerzen und Behinderung überwinden, oder lebe ich weiter mit dem Risiko, häufiger eine Harnsperre zu bekommen, Katheter tragen zu müssen und die Nierenfunktion zu gefährden?

So gefragt, fällt eine Entscheidung wohl leicht, zumal der operative Eingriff im Vergleich zu anderen Operationen relativ klein und wenig belastend ist. Operationen an der Prostata werden von Urologen durchgeführt. Sie haben auf diesem Gebiet große Erfahrung, und das bedeutet auch Sicherheit für die Patienten. Dennoch birgt jede Operation gewisse Risiken, ist zumindest zeitweise mit

Schmerzen nach dem Eingriff verbunden und kann – auch bei einer Entfernung der Prostata – unerwünschte Nebeneffekte haben.

Wenn ich in den anschließenden Abschnitten die häufigsten Operationsverfahren vorstelle, möchte ich Ihnen damit die schon erwähnte, verständliche Angst nehmen. Sie sollen wissen, was der Urologe eigentlich mit Ihnen macht. Es ist natürlich nicht mein Anliegen, Ihnen eine Wunschliste anzubieten, nach der Sie sich den »besten« Eingriff aussuchen können. Diese Entscheidung bleibt eine ärztliche!

Im Folgenden wird Ihnen häufiger das Wort *transurethral* begegnen. Dabei handelt es sich um einen Fachbegriff, der kaum sinnvoll einzudeutschen ist. Als *Urethra* wird die Harnröhre bezeichnet. Transurethrale Eingriffe sind Operationen, bei denen dünne Instrumente durch die Harnröhre an die Prostata herangeführt werden. Die Operation erfolgt also gleichsam von innen. Der Bauch bzw. das Becken braucht bei diesem Verfahren nicht von außen geöffnet zu werden – nicht einmal ein Hautschnitt wird erforderlich. Dieses Vorgehen ist allerdings nicht immer möglich.

Sehen wir uns nun die verschiedenen Operationsmethoden der Reihe nach an.

INFO

Besteht bei Ihnen nicht nur eine Prostatavergrößerung, sondern auch ein Leistenbruch, so kann der Arzt beide Erkrankungen während einer Narkose beheben. Ist das nicht möglich, wird er die Prostatahyperplasie vor der Korrektur des Leistenbruchs behandeln. Durch das Pressen beim Wasserlassen könnte sonst, solange die Prostata noch vergrößert ist, erneut ein Leistenbruch entstehen.

Transurethrale Inzision der Prostata (TUIP): Einkerbung der Prostata über die Harnröhre

Ist der Harnabfluss aus der Blase zwar behindert, die Vorsteherdrüse aber nur gering vergrößert, kann eine Einkerbung des Prostatagewebes am Übergang zur Blase ausreichen. Hierzu werden *endoskopisch*, d.h. mit Hilfe von dünnen Instrumenten, die in die Harnröhre eingeführt werden (mehr dazu auf Seite 77), entweder

Resektion leitet sich ab von lat. *resecare = abschneiden* und ist der Fachbegriff für die operative Entfernung eines Organanteils.

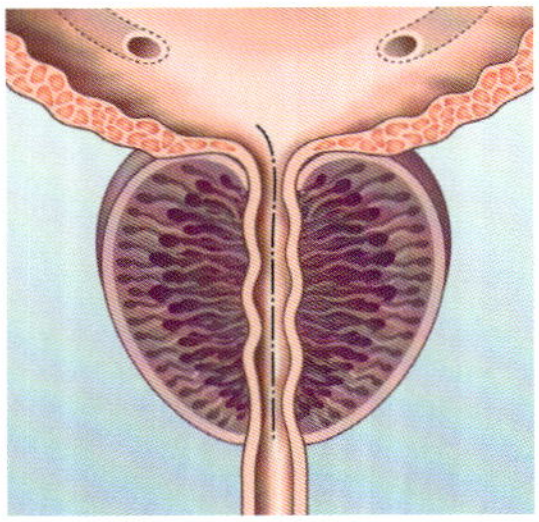

TUIP: Einkerbung des Prostatagewebes am Blasenhals (Inzision kommt von lat. incidere = einschneiden). Auch eine Blasenhalssklerose bei nicht vergrößerter Prostata (vgl. Seite 37) wird in der Regel durch TUIP behandelt.

eine oder zwei tiefe Kerbungen eingeschnitten. So wird die Verengung am Blasenhals beseitigt, ohne dass Nebeneffekte auftreten, wie sie bei der kompletten Ausschälung der Prostata durch die Harnröhre (s. unten) unvermeidbar sind. Eine solche Operation kann bei jüngeren Männern mit kleiner Prostata (Gewicht bis ca. 20 Gramm) durchgeführt werden, vor allem wenn ein ungehinderter Samenerguss nach vorne erhalten bleiben soll.

Transurethrale Resektion der Prostata (TURP): Ausschälung der Prostata durch die Harnröhre

Die TURP ist nach wie vor die Operation, die am häufigsten durchgeführt wird, um eine Verengung der Harnröhre durch Prostatahyperplasie zu beseitigen. Bis zu 100 Gramm Gewebe können durch die Harnröhre entfernt werden. Je nach ärztlicher Einschätzung ist ab einem gewissen Prostatagewicht (z. B. ab 60 Gramm) aber auch eine offene Operation (durch die Bauchdecke) bei gleichem Risiko und gleich guten Ergebnissen möglich (Näheres dazu ab Seite 83).

Die transurethrale Operation wird meist mit Hilfe einer **Rückenmarksbetäubung** (*Spinalanästhesie*) durchgeführt. Diese besondere Art der Narkose bewirkt lediglich eine Schmerzunempfindlichkeit vom Nabel abwärts – der Patient bleibt bei Bewusstsein. Besonders gut eignet sie sich auch für ältere und Risikopatienten, weil nicht nur der Kreislauf weniger belastet wird, sondern die Operierten bald nach dem Eingriff wieder problemlos essen und aufstehen können. Auch das Risiko einer *Thrombose* ist verringert, und mögliche Begleiterscheinungen einer Vollnarkose wie Übelkeit und Erbrechen können vermieden werden.

Thrombose nennt man die Verstopfung eines Gefäßes durch ein Blutgerinnsel (*Thrombus*).

Bei der Operation wird in die Harnröhre ein dünnes Instrument mit Optik und winziger Beleuchtungstechnik an der Spitze (*Endo-*

skop) eingeschoben. Von innen (griech. *endo*) entfernt der Arzt unter Sichtkontrolle mit einer elektrischen Schlinge kleine Streifen aus der Prostata und spült sie durch das Endoskop heraus (s. Abb. 10). Das gesamte entnommene Gewebe wird dann zur feingeweblichen (*histologischen*) Untersuchung in ein Labor eingesandt. Dort beurteilt ein Spezialist (*Pathologe*) unter dem Mikroskop, ob es sich wirklich in allen Schnitten um so genanntes gutartiges Gewebe und nicht um Krebs gehandelt hat.

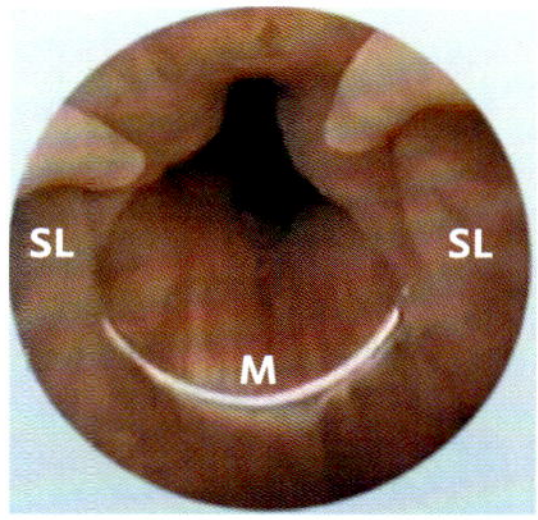

Die TURP im Blick durch das Endoskop: Deutlich zu sehen sind die Metallschlinge (M) und die beiden Seitenlappen (SL) der Prostata, die sich um das in die verengte Harnröhre vordringende Instrument wölben.

Blutungen aus den Schnittstellen werden mit elektrischem Strom verschorft. Alle vergrößerten Gewebeanteile der Prostata, die für eine Verengung des Blasenauslasses gesorgt haben, werden in dieser Operation entfernt. Dabei handelt es sich hauptsächlich um das Gewebe der Transitionalzone sowie um Teile der zentralen und der peripheren Zone (vgl. Abb. 4, Seite 27). Man kann sich das Verfahren etwa so vorstellen, als ob das Innere einer Apfelsine

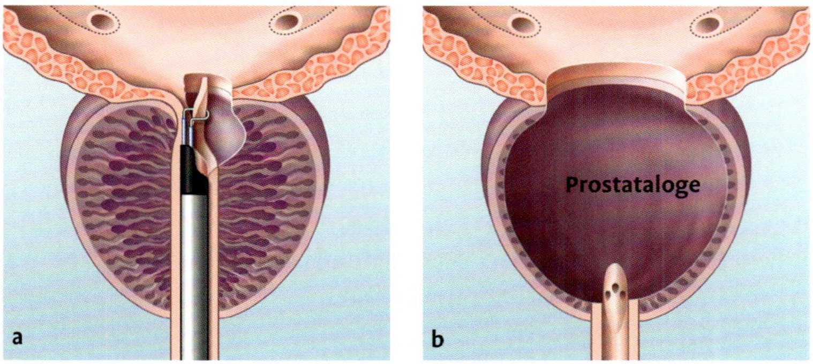

Abb. 10 Transurethrale Resektion der Prostata (TURP): Ein Endoskop mit Optik und Lichtquelle wird durch die Harnröhre bis zur Prostata vorgeschoben. Mit einer elektrischen Schneideschlinge am Ende des Gerätes beginnt der Arzt das vergrößerte Drüsengewebe der Prostata abzutragen (a). Den inneren Blasenschließmuskel (vgl. Seite 21) entfernt er mit, den untersten Teil der Harnröhre mit dem Samenhügel lässt er bestehen. Am Rand, zur Kapsel hin, bleibt ein Rest Prostatagewebe zurück (b).

durch eine kleine Öffnung (Harnröhre) in der Schale herausgelöffelt und dabei die Schale (Kapsel der Prostata) geschont wird. Allerdings kann der Arzt nicht bis in die weiter entfernt von der Harnröhre gelegenen Anteile der Prostata vordringen und deshalb nicht die gesamte Wucherung entfernen. Es bleibt also, abgesehen von der Kapsel und den ohnehin unerreichbaren Randbezirken, immer etwas Adenomgewebe in der Prostata zurück. Diese restlichen Prostatateile müssen auch nach einer Operation regelmäßig untersucht werden, um eine Krebserkrankung rechtzeitig zu bemerken. Denn eine bösartige Wucherung beginnt meist in den Außenbereichen der Prostata, und gerade dieses Gewebe lässt die TURP unberührt. Ein Nachwachsen von verbliebenem gutartigem Gewebe kommt selten vor und tritt dann meist erst nach Jahren auf.

Am Ende der Operation legt der Arzt einen Katheter durch die Harnröhre, der für etwa zwei Tage belassen wird. Mit Hilfe einer Spülung durch den Katheter werden noch Blutreste entfernt. Unmittelbar nach Entnahme des Katheters können die Betroffenen ihre Blase meist spontan und mit gutem Harnstrahl entleeren. Der anfänglich verstärkt auftretende Harndrang bessert sich bei ausreichender Trinkmenge und unter eventueller Behandlung mit Antibiotika innerhalb von wenigen Tagen. Nach einem etwa einstündigen Eingriff und einem Krankenhausaufenthalt von fünf bis sieben Tagen ist der Patient durch diese Operation dauerhaft von Beschwerden befreit.

Nach wie vor ist die TURP die Standardoperation zur Behandlung der Prostatavergrößerung, da das Drüsengewebe um die Harnröhre herum dabei vollständig entfernt wird und somit dem Patienten sicher und langfristig geholfen ist. Sie wird wegen ihrer weiten Verbreitung und Etablierung auch als »Goldstandard« bezeichnet.

Trotzdem kann es bei der TURP – wie bei jedem Eingriff – zu **Komplikationen** kommen, die auch das Wohlbefinden des Patienten beeinträchtigen können.

Bei der TURP wird nicht nur das Prostatagewebe um die Harnröhre herum, sondern auch der innere Blasenschließmuskel entfernt und dadurch der Blasenhals erweitert, damit das Wasserlassen wieder ohne Probleme möglich ist. Infolgedessen kommt es zu einer Öffnung der Blase in die **Prostataloge** hinein – in den Teil der Prostata, der nach der Ausschälung von Gewebe als Hohlraum zurückbleibt (vgl. Abb. 10b). Beim Samenerguss **fließt das Ejakulat** deshalb teilweise oder vollständig **in die Blase statt nach vorn durch die Harnröhre**, d. h. die Zeugungsfähigkeit kann verloren gehen. Diese sog. retrograde Ejakulation ist keine Komplikation, sondern die natürliche Folge einer gut und korrekt durchgeführten Operation. Soll der Samenerguss nach vorne unbedingt erhalten bleiben, kann bei sehr kleiner Prostata die sog. TUIP (s. Seite 75 f.) durchgeführt werden oder eine sog. ejakulationsprotektive TURP (Samenerguss nach vorne erhaltende transurethrale Resektion der Prostata). Bei dieser Methode wird nur ein kleiner Teil der Prostata in der Mitte entfernt, was häufig dazu führt, dass Patienten nicht ausreichend gut wasserlassen können oder das belassene Gewebe schnell nachwächst und eine erneute Operation notwendig macht. Bei etwa einem Zehntel aller Patienten kann nach der TURP eine **Impotenz** entstehen. Unmittelbar neben der Prostata verlaufen auf beiden Seiten in einem Bündel Blutgefäße und Nerven zum Penis. Diese Nerven sind für die Erektionsfähigkeit und damit für die Potenz verantwortlich. Sie können durch die Hitzeentwicklung bei der Resektion von Gewebe nahe der Prostatakapsel geschädigt werden. Weil das Prostatagewebe durch die Harnröhre entfernt wird, kann es während der Operation zu kleinen mechanischen Verletzungen der Harnröhre kommen. Beim Heilungsprozess ent-

INFO

Bei der TUIP (vgl. Seite 75 f.) wird der verengte Blasenauslass nur durch Einkerbung und nicht durch Abtragung des Gewebes erweitert. Ob der innere Schließmuskel, der einen Samenausstoß in Richtung Blase verhindert, funktionsfähig bleibt, hängt von der Zahl und der Tiefe der Einkerbungen ab. Bei 80 bis 85 Prozent der operierten Männer erfolgt die Ejakulation nach der TUIP weiterhin nach vorne, die Zeugungsfähigkeit geht nicht verloren.

Mögliche Komplikationen nach einer TURP

Frühkomplikationen
→ Nachblutung
→ Nebenhodenentzündung (selten)
Beide können noch während des stationären Aufenthaltes behandelt werden.

Spätkomplikationen
→ Samenausstoß in die Blase *(retrograde Ejakulation)*
→ Impotenz
→ Harnröhrenverengung
→ Unwillkürlicher Harnabgang *(Harninkontinenz)*
→ Blasenhalsverengung
→ Wiederkehrende Harnwegsinfekte

steht dann durch Narbenbildung eine Verengung an dieser Stelle. Eine solche **Harnröhrenenge** tritt einige Wochen bis Monate nach der Prostata-Resektion bei etwa einem bis zwei Prozent aller Operierten auf und verursacht ähnliche Beschwerden wie die Prostatavergrößerung selbst. Sie macht die anschließende Dehnung der Harnröhre mit einer transurethralen Sonde notwendig. Zu wiederkehrenden Harnwegsinfekten nach der Operation kann es kommen, wenn durch unvollständige Entfernung des Drüsengewebes eine Verengung im Bereich der Harnröhre oder eine »unruhige« Prostataloge entstehen.

Als »unruhig« bezeichnet man den zurückbleibenden Hohlraum in der Prostata, wenn seine Wände nicht glatt sind, sondern Furchen und Höhlen aufweisen, in denen sich Bakterien einnisten können. Auch Entleerungsstörungen und Restharnbildung sind mögliche Folgen einer unruhigen Loge.

Eine **Harninkontinenz** nach TURP ist eine seltene, jedoch schwerwiegende Komplikation. In diesem Fall ist bei der Operation der willentlich steuerbare äußere Blasenschließmuskel, der unmittelbar unterhalb der Prostata liegt, angeschnitten oder bei der Verschorfung von Blutungen mit elektrischem Strom geschädigt worden. Der betroffene Mann verliert dann unbeabsichtigt Urin. Es ist unter Umständen möglich, diesen Defekt zu beheben, indem die angeschnittene Stelle des Muskels zur Auffüllung des fehlenden Gewebes mit *Kollagen* unterspritzt wird. Hilft dies nicht, kann der Arzt den verletzten Schließmuskel auch durch einen künstlichen ersetzen.

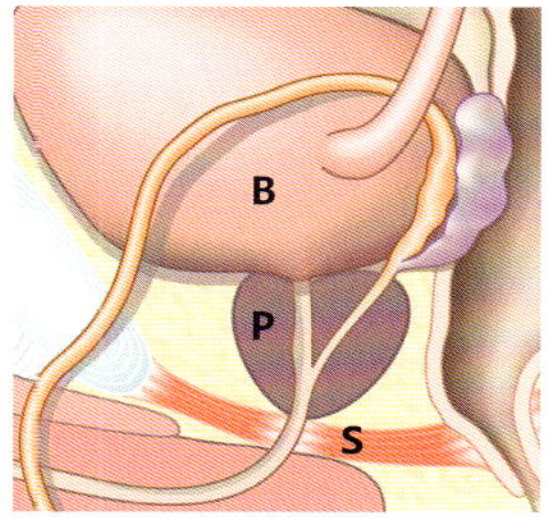

Äußerer Schließmuskel (S) der Blase (B) unterhalb der Prostata (P).

Kollagene sind Eiweißsubstanzen, die als Gerüstfasern z. B. in Bindegewebe, Sehnen oder Knorpel dienen. Das hier verwendete Kollagen wird aus tierischem Eiweiß gewonnen.

Eine solche Schädigung ist aber nicht mit der anfänglich immer auftretenden Harndrangsymptomatik nach der Ausschälung der Prostata zu verwechseln (vgl. Seite 78). Hierbei kommt es – bedingt durch die offene Wundfläche in der Prostataloge – zu einer Reizung am Blasenausgang, sodass der Betroffene drangartig und plötzlich die Toilette aufsuchen muss. Er kann jedoch den Urin zurückhalten und auch willkürlich den Harnstrahl unterbrechen.

Eine **narbige Blasenhalsverengung** nach TURP kann ähnliche Beschwerden wie vor der Operation bewirken: Infolge Vernarbung zieht sich der Blasenhals (vgl. Abb. 3b, Seite 24) zusammen. Durch eine Einkerbung der Narbe, wiederum transurethral vorgenommen, wird diese Engstelle aufgeschnitten. Selten ist eine Erweiterung durch offene Operation (s. Seite 83) notwendig.

Insgesamt kann also eine Vielzahl kleinerer Komplikationen nach der TURP auftreten, jedoch sind diese – von der Verletzung des äußeren Schließmuskels abgesehen – meist gut zu behandeln.

Fazit:
Auch diese relativ schonende Operationsmethode birgt Risiken und Komplikationsmöglichkeiten. Das müssen Sie als Patient wissen und berücksichtigen. Dennoch überwiegt der Nutzen des Eingriffs. Die technische Weiterentwicklung hat die TURP zudem sowohl für den Behandelten als auch für den operierenden Arzt verbessert. Durch Einsatz der so genannten »breiten« elektrischen Schlinge oder auch veränderter Stromstärken kann der Blutverlust während des Schneidens am Prostatagewebe verringert werden. Außerdem verschorft das Gewebe an den Schnittstellen verstärkt, was dazu führt, dass der Arzt eine bessere Übersicht während des Eingriffs hat als bei Anwendung der herkömmlichen Technik.

INFO

Einen zusätzlich zur Prostatavergrößerung vorhandenen **Blasenstein** wird der Arzt bei der TURP wie auch bei der offenen Prostata-Operation (s. Seite 83) gleich mit entfernen:
Der Stein wird entweder mit der Zange herausgenommen oder in der Blase mittels Ultraschall, elektrohydraulisch durch Stoßwellen oder mechanisch mit Hilfe eines vibrierenden Stabes (*Lithoklast*, von griech. *lithos = Stein* und *klan = zerbrechen*) zerkleinert und dann abgesaugt.

Transurethrale Vaporisierung der Prostata (TUVP)
Auch mit dieser Methode kann der Arzt das wuchernde Drüsengewebe um die Harnröhre herum entfernen. Im Unterschied zur TURP wird es hier aber nicht weggeschnitten, sondern *vaporisiert* (»verdampft«). Dazu werden spezielle Roll- oder pilzförmige Elektroden eingesetzt, die einen Stromfluss von sehr hoher Energie erzeugen. Blutverluste sind bei der Gewebeverdampfung vermindert.

Nach der Operation müssen die behandelten Männer jedoch über längere Zeit mit häufigem Harndrang rechnen. Außerdem kommt es, verglichen mit der TURP, wesentlich öfter zu unkontrolliertem Urinverlust (Harninkontinenz). Diese Nachwirkungen sind auf eine Blasenreizung durch den Eingriff zurückzuführen. Weil vor allem das Gewebe am oberen Ende der Prostata, also unterhalb des Blasenhalses, nur ungenügend vaporisiert werden kann, haben die operierten Männer häufig weiterhin Probleme beim Wasserlassen. Das abgetragene Gewebe ist für die histologische Untersuchung (vgl. Seite 77) nur bedingt verwertbar. Aus diesen Gründen hat die TUVP inzwischen an Bedeutung verloren; sie wird nur noch von wenigen Operateuren durchgeführt.

Die Vaporisierung des Prostatagewebes hinterlässt meist eine »unruhige« Prostataloge (vgl. Seite 80). Die Folge sind Schwellungen, die wiederum Harndrang und Inkontinenz bewirken.

Offene Prostata-Operation mit Eröffnung der Bauchdecke

Wenn die Prostata so groß ist, dass die Gewebswucherung nicht mehr durch die Harnröhre abgetragen werden kann (ab 60 bis 100 Gramm oder mehr Gewicht), operiert der Arzt **offen-chirurgisch** durch einen **Bauchschnitt**. Es gibt zwei Möglichkeiten: Entweder wird die Prostatawucherung nach Eröffnen der Blase vom Blasenhals aus entfernt (s. Abb. 11) – dieses Verfahren ist in den europäischen Ländern üblich –, oder die Prostatakapsel wird direkt durch einen Schnitt eröffnet, das Adenomgewebe ausgeschält und die Kapsel anschließend wieder zugenäht. Der Krankenhausaufenthalt nach der Operation dauert, bedingt durch die Wundheilung, etwas länger als bei der endoskopischen Operation (acht bis zehn statt fünf bis sieben Tage). Die Komplikationsrate bei diesem Eingriff entspricht in etwa der bei der TURP, mögliche Störungen und Beschwerden nach der offenen gleichen denen nach der endoskopischen Operation. Die Ergebnisse sind ebenfalls gut.

Wie bei der Resektion durch die Harnröhre bleibt auch bei der offenen Operation der Prostata ein schmaler Gewebesaum am Innenrand der Prostatakapsel zurück (vgl. Abb. 10b, Seite 77).

Alternative Verfahren

Bei geringer Verengung des Blasenhalses und/oder der Harnröhre, minimalen Beschwerden oder kleiner Prostata ist meist keiner der vorgenannten Eingriffe erforderlich. Wegen der größeren Zahl möglicher Nebenwirkungen bei der konventionellen transurethralen Prostataresektion werden derzeit verschiedene alternative Verfahren getestet und bereits eingesetzt. Die nachfolgend beschriebenen Verfahren befinden sich teilweise noch in klinischer Erprobung. Sie sollen hier trotzdem vorgestellt werden, da beim einen oder anderen Patienten diese Technik für die Behandlung in

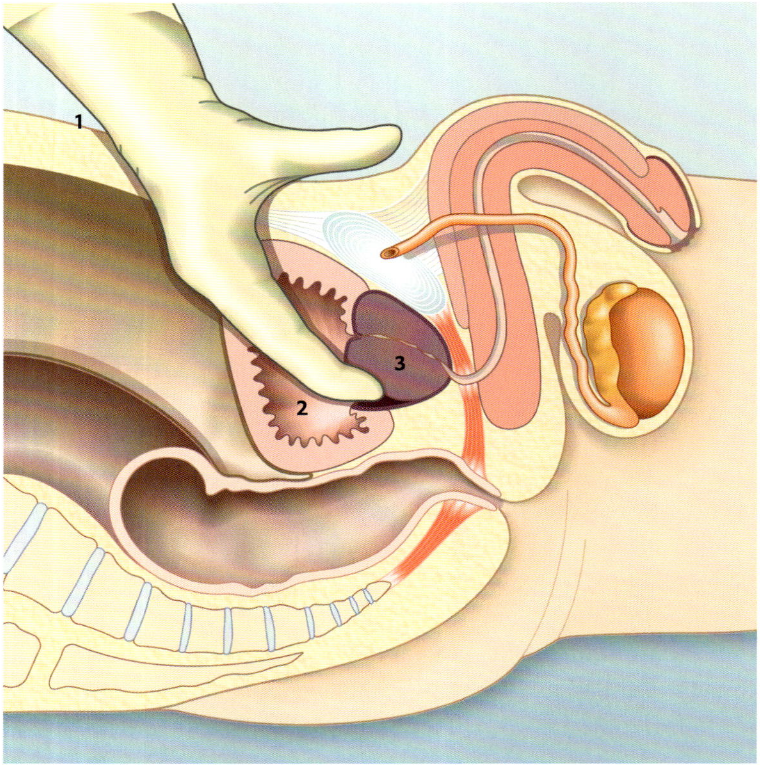

Abb. 11 Offene Prostata-Operation: Nach einem Bauchschnitt (1) eröffnet der Urologe die Blase (2). Vom Blasenhals aus »schält« er das Adenomgewebe (3) mit dem Zeigefinger aus der Prostatakapsel heraus.

Eine abschließende Beurteilung vieler Alternativverfahren ist derzeit noch nicht möglich.

Frage kommen kann. Die meisten Maßnahmen haben eine geringere Komplikationsrate als die TURP, erreichen jedoch bis auf die Holmium-Laser-Enukleation der Prostata und die Vaporisation der Prostata mit dem green light Laser – die eine hohe Erfahrung des Operateurs mit diesen Techniken voraussetzen - nicht dieselben hervorragenden Ergebnisse.

Folgende Verfahren werden als Alternativen zur »klassischen« TURP betrachtet:

→ **Lasertherapie**
1. Ausschälung von Prostatagewebe durch die Harnröhre mit Hilfe eines Laserstrahls (Holmiumlaser-Resektion der Prostata – HoLEP);
2. »Verbrennung« von Gewebe durch von der Harnröhre oder vom Damm aus in die Prostata eingestochene Lasersonden (interstitielle Laserkoagulation – ILK);
3. »Verbrennung« von Prostatagewebe durch die Harnröhre mit Kontaktlaser-Faser (Kontaktablation);
4. »Verbrennung« von Prostatagewebe von der Harnröhre aus durch seitlich abstrahlendes Laserlicht (Sidefire-Technik in Form von transurethraler laserinduzierter Prostatektomie – TULIP – oder visueller laserinduzierter Prostatektomie – VLAP);
5. Green light-Laser

→ **Wärmebehandlungsverfahren mit Mikrowellen**
1. Wärmebehandlung der Prostata vom Enddarm aus (Hyperthermie);
2. Wärmebehandlung der Prostata durch die Harnröhre (transurethrale Mikrowellentherapie mit niedriger oder hoher Energie – NE-TUMT oder HE-TUMT, beide auch als Thermotherapie bezeichnet);

→ **»Verkochung« des Prostatagewebes durch Hochfrequenzstrom** *(transurethrale Nadelablation der Prostata – TUNA)*;
→ **Einlage von Spiralen in die Harnröhre;**
→ **»Verdampfung« der Prostata durch gebündelten Ultraschall** (HIFU).

Alle Verfahren, die das Prostatagewebe durch Hitzeentwicklung zerstören, haben einen gemeinsamen Nachteil: Die feingewebliche Untersuchung im Hinblick auf eventuelle bösartige Veränderungen der Prostata ist nicht möglich.

INFO

Als Damm bezeichnet man die Region zwischen After und Hodensack.

Die einzelnen Verfahren mit ihren Vorzügen und Nachteilen wollen wir Ihnen im Folgenden genauer vorstellen.

Lasertherapie

Mit Hilfe von speziellen Licht leitenden Instrumenten (Glasfaserkabeln) werden Laserstrahlen in die Prostata übertragen. Das scharf gebündelte Laserlicht lässt sich einerseits zur Ausschälung von Prostatagewebe wie bei der TURP einsetzen, andererseits aber auch zur Verbrennung oder Verdampfung: Im letzteren Fall wird das wuchernde Gewebe durch die entstehende starke Hitze zerstört, stirbt ab und wird zum Teil vom Körper *resorbiert*, also »aufgesogen«, zum Teil nach außen durch die Harnröhre abgestoßen.

INFO

Laser ist die Abkürzung für *light amplification by stimulated emission of radiation*, was, aus dem Englischen übersetzt, etwa *Lichtverstärkung durch angeregte Aussendung von Strahlung* bedeutet.

Ein laseraktives Medium, z. B. ein Kristall, wird durch energiereiche Strahlung angeregt, Licht auszusenden, das durch Spiegel verstärkt und auf gleiche Wellenlänge gebracht wird. So lässt sich ein scharf gebündelter, exakt lenkbarer Lichtstrahl erzeugen.

Alle diese Lasereingriffe werden unter Betäubung durchgeführt. In Kliniken, die auf die Lasertherapie spezialisiert sind, kommen bisher vier verschiedene Verfahren zur Anwendung.

1. *Holmiumlaser-Resektion der Prostata (HoLEP)*
   Unter Rückenmarksbetäubung (*Spinalanästhesie*) wird eine Lasersonde durch ein Endoskop in die Harnröhre eingeführt. Mit dem Laserstrahl trägt der Arzt nun ähnlich wie bei der TURP (vgl. Seite 76) das Prostatagewebe um die Harnröhre herum und am Blasenhals ab. Größere herausgeschnittene Gewebestückchen muss er allerdings mit der Resektionsschlinge oder mit Hilfe eines Spezialgeräts (*Morcellator*) in der Blase zerkleinern, damit sie durch das Endoskop abgesaugt werden können. Außerdem lässt sich mit der starren Lasersonde das Gewebe am oberen Ende der Prostata, unter dem Blasenhals, häufig nicht vollständig erreichen und entfernen, sodass der Harnfluss auch nach dem Eingriff behindert bleibt. Darüber hinaus hinterlässt die HoLEP oft eine »unruhige« Prostataloge (vgl. Sei-

te 80), die erhebliche Schwellungen verursacht und vielen Männern über längere Zeit ständigen Harndrang beschert. Bei zwei Dritteln der mit dem Holmiumlaser behandelten Patienten kommt es nach der Operation zum Samenausstoß in die Blase, d. h. die Zeugungsfähigkeit geht verloren.

Für die Methode spricht dagegen, dass der Operierte nur wenig Blut verliert und dass auch sehr große Wucherungen (bis zu 150 Gramm Gewicht) auf diese Weise beseitigt werden können. Deshalb wird die HoLEP derzeit bei erheblicher Prostatavergrößerung als einzig sinnvolles Alternativverfahren zu TURP und offener Prostata-Operation angesehen.

2. *Interstitielle Laserkoagulation (ILK)*
Unter Betäubung im Rückenmarkskanal oder örtlich an der Prostata selbst werden dünne Glasfasern, die Laserlicht leiten können, über ein Endoskop in die Harnröhre eingebracht und direkt in den inneren Anteil der Prostata sowie in beide Seitenlappen eingestochen. Ein Einstich vom Damm her ist auch möglich, wird aber seltener durchgeführt. Die Glasfasern sind an einen Lasergenerator angeschlossen und strahlen Energie ins Gewebe ab (s. Abb. 12). Ein Vorteil der Methode: Da die Laserstrahlen direkt im Inneren des Prostatagewebes (*interstitiell*) einwirken, wird die Harnröhrenschleimhaut geschont – sie wird nur durch die Einstiche der Lasersonde verletzt, doch verheilen diese Stellen bald wieder. Die Hitze der Laserstrahlen verbrennt das Gewebe örtlich; anschließend bilden sich Narben innerhalb der Prostata. Bedingt durch diese Vernarbungen, schrumpft das behandelte Prostatagewebe und zieht die daran hängende Harnröhrenwand sozusagen mit sich »nach außen«. Damit erweitert sich der Blasenauslass wieder, und es entsteht eine Abflussrinne für den Harn.

Koagulation bedeutet *Gerinnung* (vgl. Koagulum, Seite 38).

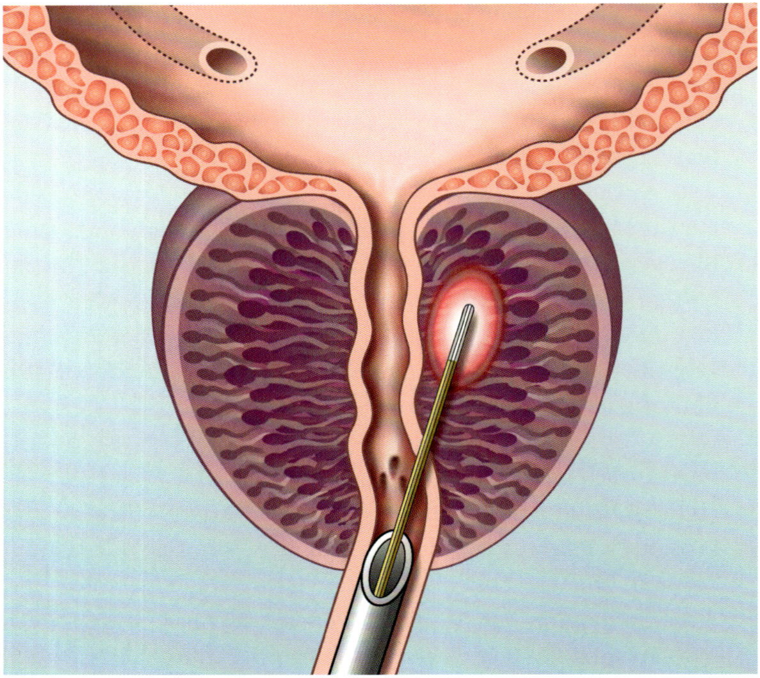

Abb. 12 Interstitielle Laserkoagulation (ILK): Von der Harnröhre aus wird eine Lasersonde in das vergrößerte Drüsengewebe eingestochen. Der Gewebebereich rund um die Sonde wird durch die dort entstehende Hitze zerstört.

3. *Kontaktablation*

   Bei diesem Verfahren führt der Arzt den Lichtleiter – unter Sichtkontrolle durch ein Endoskop in der Harnröhre – so an die Prostata heran, dass das Laserlicht in Kontakt mit dem Gewebe kommt (Kontaktlaser-Technik). Wenn nötig, kann er die Laserfaser mit Hilfe einer speziellen Mechanik auch seitlich abbiegen und von der Harnröhre aus ins Gewebe lenken (Sidefire-Technik, vgl. Abb. 13 auf Seite 90). Das Prostatagewebe wird direkt mit dem Laserstrahl verbrannt. Einige Tage bis

Wochen später schrumpft auch hier die Prostata, und der Harnstrahl wird wieder kräftiger.

Ablation (lat.) heißt so viel wie *Ablösung* oder *Entfernung*.

4. *Sidefire-Technik*
   Bei diesem Verfahren hat die Sonde, die in die Harnröhre eingeschoben wird, an ihrem oberen Ende eine Umlenkhülse, die den Lichtstrahl um 90 Grad seitlich ablenkt (engl. *side* = *Seite*). Die Prostata-Oberfläche wird durch die Harnröhrenschleimhaut hindurch mit dem Laserlicht bestrahlt.

Es gibt zwei Varianten dieser Technik. Bei der transurethralen laserinduzierten Prostatektomie (TULIP) wird unter endoskopischer Sicht ein Spezialkatheter in der prostatischen Harnröhre positioniert. Dort entfaltet sich an der Spitze des Katheters ein Ballon. Nun führt der behandelnde Arzt die Lasersonde durch den Katheter in den Ballon ein und richtet den Laser mit Hilfe des Ballons an der gewünschten Stelle auf das Prostatagewebe. Beobachten kann er diesen Vorgang allerdings nicht, da ihm die Lasersonde die Sicht versperrt.

Prostatektomie ist der Fachbegriff für die operative Entfernung des Adenomgewebes aus der Prostata, aber auch für die Herausnahme der gesamten Prostata. Der Wortbestandteil *-ektomie* kommt aus dem Griechischen und bedeutet *Herausschneiden*.

Trifft das Laserlicht auf die Oberfläche der Prostata, verbrennt das Gewebe und schrumpft anschließend. Mittlerweile hat sich herausgestellt, dass sich die mangelnde Sichtkontrolle nachteilig auswirkt und die Behandlungsergebnisse insgesamt weniger günstig sind als erhofft. Da die TULIP zudem technisch relativ aufwendig ist, wird sie heute nur noch selten durchgeführt.

Die visuelle laserinduzierte Prostatektomie (VLAP) ist der TULIP vom Prinzip her sehr ähnlich – bis auf einen wichtigen Unterschied: Das Gewebe wird, ebenfalls ausgehend von der Harnröhre und per Sidefire-Technik, mit Laserstrahlen

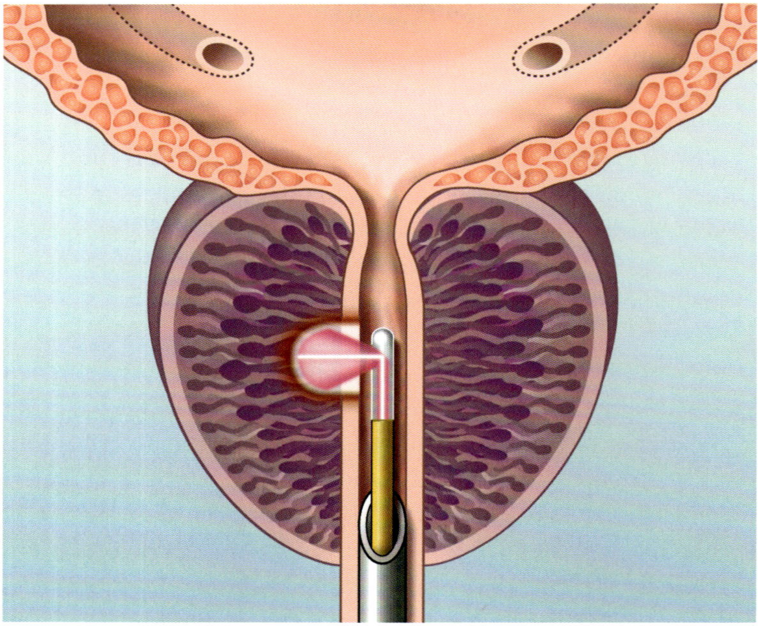

Abb. 13 Visuelle laserinduzierte Prostatektomie (VLAP): Die Prostata-Oberfläche wird durch die Harnröhre hindurch bestrahlt. Das Laserlicht tritt senkrecht zur Sonde aus einer Umlenkhülse aus (Sidefire-Technik). Durch Hitzewirkung verbrennt das umliegende Gewebe und wird noch einige Zeit nach dem Eingriff über die Harnröhre abgestoßen.

Da die VLAP nicht nur den Vorteil der ständigen Sichtkontrolle bietet, sondern auch mit weniger Aufwand durchzuführen ist als die TULIP, wird sie derzeit häufig angewandt.

verbrannt, jedoch steht der Eingriff hier über das Endoskop unter ständiger Sichtkontrolle (visuelle Kontrolle) des operierenden Urologen, weil die Sonde von ihm direkt, d. h. nicht in einem Ballon, in der Harnröhre ausgerichtet wird (s. Abb. 13).

5. *Green light-Laser*
   Diese Methode findet Verwendung beim Green light-Laser. Der Name Green light-Laser rührt von der Farbe des abgestrahlten Laserlichtes, das im grünen Bereich leuchtet. Bei dieser Opera-

tionsmethode wird eine Laserfaser mit Umlenkspiegel (Side-fire-Laser) sehr nahe an das Prostatagewebe gebracht und führt zur Verdampfung des Gewebes. Es kann durch Bewegung der Sonde unter endoskopischer Sicht des Operateurs die gutartige Wucherung der Prostata gezielt vaporisiert (verdampft) werden und somit wie bei der TURP eine „Prostataloge" geschaffen werden.

Nach der Holmium-Laser-Resektion der Prostata ist die Side-fire-Ablation mit dem Green light-Laser das am häufigsten angewandte Laserverfahren.

Alle diese Methoden nutzen die Eigenschaft des Lasers, hohe Energie zur Abtragung bzw. Verbrennung von Gewebe direkt an die Prostata zu bringen. Nur bei der Holmiumlaser-Resektion (Ausschälung) und bei der Green light-Laser-Vaporisation (Verdampfung) wird tatsächlich Gewebe entfernt, wodurch, ähnlich wir bei der TURP, eine Höhle entsteht und das Ausflusshindernis wirklich beseitigt wird.

Bei der HoLEP kann Prostatagewebe gewonnen werden, da es zunächst während der Operation in die Blase gespült und dort zerkleinert wird. Dieses Gewebe wird zur histologischen Untersuchung eingesandt, um ein bösartiges Wachstum auszuschließen. Bei der Green light laser-Vaporisation wird kein Gewebe gewonnen, da es verdampft wird. Bei dieser Methode muss daher vor der Operation ein bösartiger Tumor der Prostata ausgeschlossen werden.

Beide Methoden erfordern ähnlich wie die TURP einen operativ erfahrenen Urologen, da sie sonst eine hohe Komplikationsrate aufweisen können. Vorteil gegenüber der TURP ist der meist geringere Blutverlust. Die HoLEP und die Vaporisation mit dem Green light-Laser können auch unter blutverdünnenden Medikamenten (Acetylsalicylsäure, z. B. ASS, Aspirin) durchgeführt werden, wenn diese nicht vor der Operation abgesetzt werden können. Eine Blutung während der Operation ist jedoch bei beiden vorgenannten Methoden genauso möglich wie bei der TURP.

Dagegen verbleibt bei den anderen genannten Laser-Verfahren das zerstörte Gewebe zunächst an Ort und Stelle und wird erst nach und nach von der Umgebung aufgesogen bzw. durch die Harnröhre abgestoßen.

Sowohl nach der TULIP und der VLAP als auch nach der Kontaktablation leiden die betroffenen Männer über längere Zeit unter häufigem Harndrang.

Schuld daran sind zum einen die genannten Gewebeschwellungen, zum anderen die Schädigung der Harnröhrenschleimhaut, Narbenbildung an der Harnröhre sowie die Entstehung einer »unruhigen«, d. h. nicht glatt begrenzten Prostataloge (vgl. Seite 80)

Daher ist die Lasertherapie – von der HoLEP und dem Green light-Laser abgesehen – mit gewissen Nachteilen verbunden: Anfänglich schwillt nach der Behandlung die Prostata an, das Wasserlassen verschlechtert sich dementsprechend. Bis der Effekt einer Schrumpfung und Narbenbildung eintritt, müssen mindestens sechs Wochen bis drei Monate abgewartet werden. Deshalb benötigen alle Behandelten für zwei Wochen bis drei Monate einen Katheter durch die Bauchdecke (vgl. Seite 64 f.).

Bei der TULIP, der VLAP und der Kontaktablation können während dieser Zeit Gewebestücke durch die Harnröhre abgestoßen werden, was unbemerkt beim Wasserlassen geschehen kann, bisweilen aber von unangenehmen oder leichteren Schmerzen begleitet wird. In etwa 20 Prozent der Fälle verbessern sich auch nach der Gewebeverbrennung mit Laserstrahlen die Beschwerden nicht, sodass trotzdem noch eine Resektion der Prostata erfolgen muss.

Als Patient sollten Sie sich also sehr genau mit dem Arzt beraten, welche Technik im konkreten, eigenen Fall welche Vorteile bietet. Während die Holmiumlaser-Resektion und Green light-Laser-

Vaporisation auch bei stark vergrößerter Vorsteherdrüse und erheblicher Blasenhalsverengung durchgeführt werden kann, ist die Anwendung von ILK und TULIP dann sinnvoll, wenn die Verengung (Obstruktion) eher gering ist und der Betroffene hauptsächlich unter Reizbeschwerden wie z. B. häufigem Harndrang oder vermehrtem nächtlichem Wasserlassen leidet.

Bei bis zu 50 Prozent der mit diesen beiden Laserverfahren behandelten Männer ist nach Ablauf von fünf bis sechs Jahren allerdings erneut eine Therapie notwendig: je nach Größe bzw. Gewicht der Prostata entweder eine transurethrale Resektion (TURP) oder eine offene Operation durch einen Bauchschnitt.

Wärmebehandlungsverfahren mit Mikrowellen

Ziel der Wärmebehandlung ist es, Prostatagewebe zu schädigen und zu verbrennen, sodass sich die Vorsteherdrüse verkleinert. Während bei der Laseranwendung nur bestimmte Anteile der Prostata überwärmt werden, wird bei dieser Methode das gesamte Organ mit Hilfe von Mikrowellen behandelt, die von einer in den Enddarm oder die Harnröhre eingeführten Sonde abgestrahlt werden. Die Wärmebehandlung kennt drei Temperaturbereiche, die sich in ihrer Wirksamkeit deutlich unterscheiden: die Hyperthermie (42 bis 45 °C), die NE-TUMT (45 bis 55 °C) sowie die HE-TUMT (über 55 °C), beide auch als Thermotherapie bezeichnet.

Thermotherapieverfahren werden in der Therapie der gutartigen Prostatavergrößerung kaum noch angewendet, da sie nicht zu einer Beseitigung des Ausflusshindernisses führen, meist für lange Zeit sogar eine Verschlechterung des Wasserlassens durch Verschwellung der Prostata bewirken und auch langfristig fast immer zu einer erneuten – desobstruierenden, d. h. das Hindernis beseitigenden – Operation führen.

ACHTUNG

Misstrauen Sie allen Angeboten, die die erfolgreiche Behandlung einer Prostatavergrößerung mittels Hyperthermie versprechen! Diese Methode ist mit Sicherheit wirkungslos und wird auch von den Krankenkassen nicht bezahlt.

»Verkochung« des Prostatagewebes durch Hochfrequenzstrom

Die *transurethrale Nadelablation* der Prostata (*TUNA*) entspricht technisch der interstitiellen Laserkoagulation (ILK, s. Seite 87), nur dass statt des Lasers hochfrequenter Strom eingesetzt wird. Dazu fährt der behandelnde Arzt aus einem speziellen Harnröhrenkatheter zwei elektrische Sonden aus, die er in die Prostata einsticht. Einige Zeit nach dem Eingriff kommt es innerhalb der Prostata an den Stellen, an denen Gewebe durch hochfrequenten Strom verschmort wurde, zu Narbenbildung und Schrumpfung. Dadurch verkleinert sich die Prostata, und der Harnfluss verbessert sich, jedoch nicht so deutlich wie bei der transurethralen Resektion der Prostata (TURP – blättern Sie für ausführliche Informationen darüber zurück auf Seite 76).

Die Behandlung eignet sich deshalb eher für Männer mit vergleichsweise wenig vergrößerter Vorsteherdrüse und geringer Obstruktion, die vor allem unter Reizbeschwerden leiden. Vorteile der TUNA: Die Harnröhrenschleimhaut wird wie bei der ILK geschont, da der hochfrequente Strom direkt im Prostatagewebe (interstitiell) wirkt; das Risiko einer Blutung ist gering. Bei 30 Prozent der Patienten ist jedoch etwa drei Jahre nach der TUNA wieder eine Behandlung notwendig. Die meisten von ihnen entscheiden sich dann doch für eine transurethrale Resektion der Prostata.

Einlage von Spiralen in die Harnröhre

Um eine durch BPH verengte Harnröhre offen zu halten, können kleine Spiralen aus Kunststoff oder Metall (Fachausdruck: *Stents*) in den Harnröhrenabschnitt eingelegt werden, der die Prostata durchzieht. Die »Röhrchen« werden unter endoskopischer Sicht und örtlicher Betäubung in der Harnröhre platziert und stellen eine Art Alternative zum Dauerkatheter dar (s. unten). Die Erfolgs-

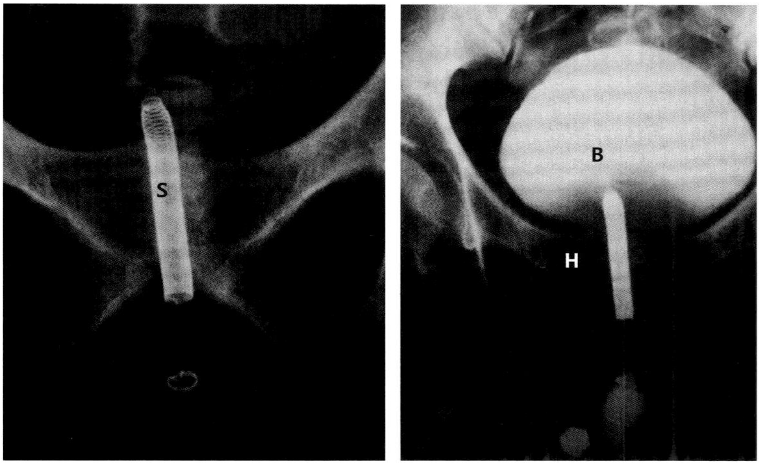

Das linke Röntgenbild zeigt eine Spirale (S) in der Harnröhre. Im rechten Bild ist dank Kontrastmittel gut erkennbar, wie diese Spirale die Harnröhre (H) offen hält und damit ein ungehindertes Wasserlassen ermöglicht (B = Blase).

raten für diesen Eingriff liegen zwischen 60 und 80 Prozent. Etwa ein Drittel aller so behandelten Männer klagen über Missempfindungen und Reizerscheinungen wie z. B. häufigen Harndrang durch den eingesetzten Fremdkörper. Außerdem können die Spiralen Infektionen der Harnwege sowie eine Harninkontinenz verursachen, verstopfen, verkalken oder sich in der Harnröhre quer legen, sodass sie letztendlich dann doch wieder entfernt werden müssen.

Als Dauertherapie für jüngere Männer mit einer Prostatavergrößerung sind Spiralen aus diesen Gründen nicht geeignet. In Frage kommen sie für ältere Patienten, die eine Operation ablehnen oder wegen eines zu hohen Risikos nicht operiert werden dürfen und für die somit nur die Möglichkeit einer dauerhaften Harnab-

Eine weitere, kurzfristige Anwendungsmöglichkeit für die »Röhrchen«: Sie überbrücken die Wartezeit bis zu einer geplanten Operation. Speziell für die vorübergehende Einlage werden derzeit Spiralen aus selbstauflösendem Material entwickelt.

leitung (Dauerkatheter) bliebe. Klar ist: Die Ursache für die Harnröhrenenge, die Prostatawucherung, wird nicht beseitigt. Behoben wird nur ihre Folge, also der Verschluss der dünnwandigen Harnröhre durch den Gewebedruck von außen.

»Verdampfung« der Prostata durch gebündelten Ultraschall

Durch den Einsatz eines energiereichen Ultraschalls, der vom Enddarm her auf die Prostata gerichtet wird, lassen sich Aushöhlungen im Drüsengewebe erzielen. Dazu wird eine Sonde in den Enddarm eingeführt und die Prostata unter Ultraschallkontrolle jeweils im Brennpunkt des Ultraschallbündels kurzzeitig stark erhitzt. Dabei entstehen hintereinander kleine Hohlräume, die sich schließlich zu einer größeren Loge in der Prostata verbinden.

Die Verdampfung von Gewebe durch gebündelten Ultraschall wird auch zur Behandlung bösartiger Veränderungen der Prostata erprobt.

Diese Methode hat zwar den Vorteil, dass nur geringe Komplikationen auftreten, doch kann man mit Hilfe des gebündelten Ultraschalls nicht genügend Gewebe zerstören, um eine Verkleinerung der Prostata zu erreichen. Zudem ist die Anwendung sehr kompliziert und technisch aufwendig. Deshalb wird die Verdampfung von Prostatagewebe durch gebündelten Ultraschall zur Behandlung der BPH derzeit **nicht empfohlen**.

Was hilft wirklich? Eine kritische Beurteilung

Alle hier geschilderten Alternativverfahren haben die sehr guten Resultate des Goldstandards TURP (transurethrale Resektion der Prostata) nicht erreicht. Lediglich zwei weitere sinnvolle transurethrale Verfahren haben sind etabliert: Die Holmiumlaser-Enukleation der Prostata (HoLEP) und die Green light-Laser-Vaporisation. Beide Methoden führen zu einem Gewebeabtrag und damit zu einem Verschwinden des Abflusshindernisses unterhalb der Blase. Sie benötigen jedoch ähnlich wie die TURP einen in diesen Techniken geübten und erfahrenen Operateur, da sie sonst mit erheblichen Nebenwirkungen verknüpft sein können. Der Blutverlust bei beiden Verfahren ist geringer als die TURP bei gleichgroßer Prostata, und sie können auch bei einer Blutverdünnung mit Acetylsalicylsäure (z.B. ASS, Aspirin) durchgeführt werden. Sehr große Prostatadrüsen sind schwierig zu operieren und führen meist nicht zum gewünschten Ergebnis für den Patienten. Da beide Laser mit hohen Schneide- bzw. Verdampfungstemperaturen arbeiten, kommt es im Gewebe zu einer Verbrennung. Diese Wunden heilen nur sehr langsam (Wochen bis Monate) im Gegensatz zu einem glatten Schnitt wie bei der TURP (Heilung innerhalb 4 Wochen). Für den Patienten bedeutet dies, dass noch lange Zeit nach der Operation Gewebeteile abgestoßen werden, sie häufig längere Zeit Harndrang verspüren und immer wieder Harnwegsinfekte auftreten können.

Alle anderen beschriebenen Methoden sind für die Therapie, vor allem die nachhaltige Beseitigung von Prostatagewebe, nicht oder nur sehr eingeschränkt tauglich, da nach der Operation die Prostata anschwillt und wochenlang das Wasserlassen verschlechtert oder gar unmöglich ist, sodass eine TURP erfolgen muss. TUNA und ILK sind die einzigen Methoden, die eine geringe, jedoch nicht langfristig anhaltende Wirkung aufweisen. Thermotherapie ist nur sehr gering, meist nur zur Behandlung des Reizzustandes für kurze Zeit wirksam, während Hyperthermie und HIFU wirkungslos sind.

Alle anderen Methoden wie Laser zur Vaporisation (Diodenlaser) oder zum Schneiden (Thuliumlaser) sind noch in der Erprobungsphase, lassen jedoch auch keine einer gut durchgeführten Prostataresektion vergleichbaren Ergebnisse erwarten.

Achtung

Bis eine der genannten oder eine neue Methode mit dem »Goldstandard« der TURP gleichzieht, bleibt die Ausschälung der Prostata das Verfahren mit der größten erreichbaren Harnflusssteigerung, Restharnfreiheit und Verbesserung der Lebensqualität für die betroffenen Männer.

Die alternativen Techniken finden – mit Ausnahme der HoLEP – mittlerweile immer weniger Anwendung, doch werden andererseits ständig neue Therapien entwickelt.

Übersichtstabelle der gängigen Verfahren

Verfahren	Was wird gemacht?	Für wen geeignet
Transurethrale Inzision der Prostata (TUIP)	Einkerbung der Prostata über die Harnröhre	Jüngere Männer mit kleiner Prostata unter 20 g, Patienten mit Blasenhalssklerose bei normalgroßer Prostata
Transurethrale Resektion der Prostata (TURP)	Ausschälung der Prostata durch die Harnröhre	Patienten mit Prostata unter 100 g
Offene Prostata-OP	Entfernung der Prostata nach Eröffnung der Bauchdecke	Patienten mit Prostata über 60–100 g
Holmiumlaser-Resektion der Prostata (HoLEP)	Ausschälung von Gewebe durch die Harnröhre mit Hilfe eines Laserstrahls	auch Patienten mit großer Prostata
Ablation mit dem Green light-Laser	„Verbrennung“ von Prostatagewebe durch die Harnröhre mit Laser-Faser nahe an der Gewebeoberfläche	auch Patienten mit großer Prostata
Einlage von Spiralen durch die Harnröhre	Siehe links	Ältere Patienten, die nicht operiert werden können oder wollen, Überbrückung der Wartezeit auf OP

Vorteile	Nachteile
Ungehinderter Samenerguss nach vorne bleibt in 80–85 % erhalten	Gewebe kann nachwachsen. Erneute Operation notwendig.
OP unter Rückenmarksbetäubung möglich Dauerhafte Befreiung von Beschwerden	Verbliebenes Kapselgewebe muss regelmäßig untersucht werden. Samenerguss in die Blase als Folge und in 10 % der Fälle Impotenz. Weitere Komplikationen siehe S. 80 f.
Dauerhafte Befreiung von Beschwerden	Längerer Krankenhausaufenthalt (8 bis 10 Tage) als bei TURP, Komplikationen ähnlich wie bei TURP. Verbliebenes Kapselgewebe muss regelmäßig untersucht werden.
Geringerer Blutverlust als bei TURP, Durchführung auch unter die Blutgerinnung hemmenden Medikamenten möglich	Wunden in Prostata heilen langsamer als bei TURP, Gewebe lässt sich oft nicht vollständig entfernen, dadurch häufiger Beschwerden. In $^2/_3$ der Fälle Samenausstoß in die Blase
Geringerer Blutverlust als bei TURP, Durchführung auch unter die Blutgerinnung hemmenden Medikamenten möglich	Wunden in Prostata heilen langsamer als bei TURP, Gewebeschwellungen und Schädigung der Harnröhre, evtl. unruhige Prostataloge. Dadurch häufiger Harndrang.
Kleiner Eingriff unter örtlicher Betäubung, Alternative zum Katheter	Missempfindungen und Reizungen, Infektionen, Verstopfung und Verschieben

Das Wichtigste auf einen Blick

Auf den vorangegangenen Seiten haben Sie alles Wissenswerte über die BPH und ihre Behandlung erfahren. Diese ausführlichen Informationen und Erklärungen wollen wir hier noch einmal zu den wichtigsten Ratschlägen und Hinweisen aus ärztlicher Sicht zusammenfassen.

Das Prostata-Adenom bedarf in vielen Fällen keiner intensiven Behandlung, sondern nur der regelmäßigen Kontrolle. Leider ist aber nie vorauszusagen, wann eine Operation unvermeidbar wird. Deshalb sind Selbstbeobachtung und einige Änderungen der Lebensweise ratsam.

- → Vergrößerungen der Prostata sind im höheren Lebensalter häufig und sollten kein Anlass für übertriebene Angst sein.
- → Beschwerden beim Wasserlassen dürfen dem Arzt nicht aus Scham oder Angst vor Eingriffen verschwiegen werden.
- → Die Diagnose einer gutartigen Prostatawucherung ist einfach und ohne schmerzhafte Untersuchungen möglich. Es ist absolut falsch und gefährlich, die Feststellung einer BPH aus Angst vor ärztlichen Manipulationen oder der Diagnose zu verzögern.
- → Pflanzliche Arzneimittel *(Phytopharmaka)* aus der Apotheke können einen Teil der Beschwerden, die eine Prostatavergrößerung verursacht, bessern. Sie sind allerdings nur für das Anfangsstadium der Erkrankung geeignet.
- → Die Behandlung einer Beschwerden verursachenden Prostatahyperplasie mit Medikamenten ist möglich und lindert die Symptome. Die beste Wirkung bei insgesamt geringen Nebenwirkungen haben derzeit die spezifischen Alpha-1A-Rezeptoren-Blocker. Die 5-Alpha-Reduktase-Hemmer Finasterid und Dutasterid wirken nur bei größeren Vorsteherdrüsen, haben dafür aber die wenigsten Nebenwirkungen. Der medikamentöse Erfolg wird jedoch

von den chirurgisch-urologischen Eingriffen übertroffen. Dennoch wird der Arzt bei eher geringfügigen Beschwerden oder wenn keine Operation möglich ist, auch die Arzneimitteltherapie versuchen.

→ Die operativen Verfahren (wie auch die instrumentelle Diagnostik) sind zwar unter Umständen vorübergehend unangenehm, aber nicht schmerzhaft. Besonders durch den Einsatz kleiner, flexibler Geräte lassen sich bei der Diagnostik Schmerzen weitgehend vermeiden. Bei Gewebezerstörungen der Prostata wird stets wirksam betäubt.

→ Auch wenn nach der Operation gelegentlich kurzfristige unangenehme Begleiterscheinungen auftreten können, führt sie in der Regel zur völligen Heilung.

→ Es gibt verschiedene Methoden des chirurgischen Vorgehens. Nach wie vor hat die transurethrale Prostataresektion (TURP) die größten und dauerhaftesten Erfolge und ist den alternativen Verfahren vorzuziehen. Der Arzt muss entscheiden, welche Methode im konkreten Falle am besten geeignet ist.

Die Prostatahyperplasie ist keinesfalls nur eine »Altmänner-Krankheit« und auch kein Anzeichen für nachlassende Potenz!

Tipps für den Alltag

Wenn der Arzt bei Ihnen eine Prostatavergrößerung festgestellt hat, die keiner besonderen Behandlung bedarf, sollten Sie nicht panisch reagieren. Sinnvoll wäre es allerdings, wenn Sie in Zukunft sozusagen »Rücksicht nehmen« auf Ihre Prostata. Damit können Sie zumindest vermeiden, einer weiteren Vergrößerung der Drüse selbst Vorschub zu leisten.

Auch wenn Ihre Prostatavergrößerung nicht behandelt werden muss, sollten Sie sie nicht völlig ignorieren.

Sie können schlimmeren Beschwerden ohne großen Aufwand vorbeugen und durch bewusste Selbstbeobachtung Anzeichen für mögliche Veränderungen rechtzeitig bemerken. Nützliche Tipps dazu finden Sie hier.

Vorsicht im Biergarten: Alkohol, große Flüssigkeitsmengen und Kälte können zur Harnsperre führen!

Empfehlungen

→ Der wichtigste Rat: Nutzen Sie unbedingt die Vorsorgeuntersuchungen, die für Männer ab 45 jährlich von den Krankenkassen bezahlt werden.

→ Versuchen Sie die folgenden Hinweise zu beherzigen, auch wenn Sie dafür Ihren Lebensstil vielleicht etwas ändern müssen:
- Entleeren Sie regelmäßig die Blase, und vermeiden Sie grundsätzlich eine Blasenüberfüllung.
- Schränken Sie den Genuss von Alkohol und Kaffee ein.
- Schützen Sie sich vor Unterkühlung, vor allem am Unterkörper.
- Achten Sie auf regelmäßigen Stuhlgang. Lassen Sie es möglichst nicht zu einer Verstopfung kommen.
- Schaffen Sie sich Bewegung, sitzen Sie nicht nur!
- Lassen Sie Erkrankungen wie Bluthochdruck, Infektionen, Darmleiden, Diabetes, Thrombosen oder Ähnliches stets konsequent behandeln.

→ Beobachten Sie sich, ohne in übertriebene Ängste zu geraten. Spüren Sie Veränderungen beim Wasserlassen (vgl. Seite 33), dann suchen Sie bald Ihren Hausarzt oder einen Urologen auf.

→ Kontrollieren Sie Ihre Urinfarbe. Ist der Harn mitunter rötlich verfärbt (durch Blut), ist ebenfalls ein Arztbesuch dringend anzuraten, auch wenn die Rotfärbung nur einmalig auftrat!

- → Pflanzliche Arzneimittel können möglicherweise einer weiteren Prostatavergrößerung vorbeugen. Lassen Sie sich hierzu von Ihrem Arzt oder Apotheker beraten.
- → Resignieren Sie nicht. Es gibt keinen Grund, das Liebesleben einzuschränken oder auf alle Lebensgenüsse zu verzichten. Es sollte nur immer ein bisschen Vernunft mit im Spiel sein!

Die Entzündung der Prostata (Prostatitis)

Auch wenn die Prostatahyperplasie die häufigste Erkrankung der Vorsteherdrüse ist und schon deshalb besondere Aufmerksamkeit verdient, darf man nicht vergessen, dass es auch andere Prostataleiden gibt. Nicht jede Missempfindung beim Wasserlassen ist durch eine vergrößerte Prostata bedingt. Wie sich eine Entzündung der Prostata äußert, wie sie der Arzt behandelt und wie Sie einer wiederholten Infektion vorbeugen, lesen Sie auf den folgenden Seiten.

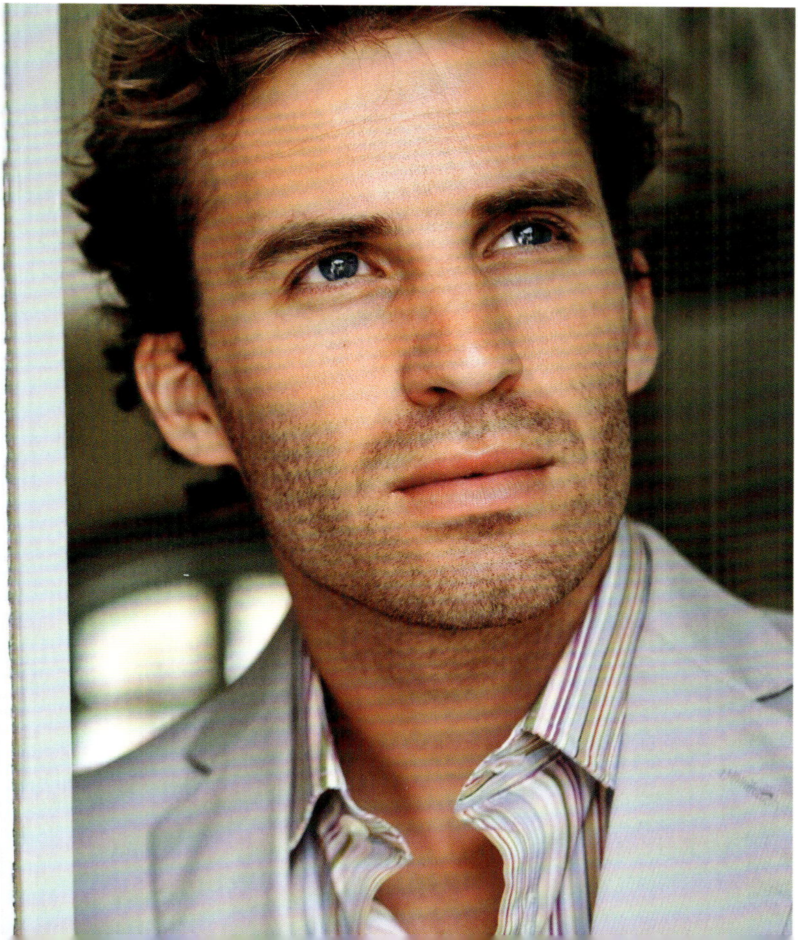

Akute Entzündung durch Bakterien

INFO

Der medizinische Fachbegriff *Prostatitis* setzt sich aus *Prostata* und der Endung *-itis* zusammen, die für *Entzündung* steht.

Eine plötzlich auftretende bakterielle Entzündung der Prostata ist meist mit Fieber, Schüttelfrost, Harndrang, Schmerzen im Bereich des Damms sowie Störungen bei der Blasenentleerung verbunden. Auch kann die Entzündung zu einer Harnsperre führen. Oft wird sie von einem allgemeinen Krankheitsgefühl, Müdigkeit und Muskelschmerzen begleitet. Der Urin kann trübe oder flockig verfärbt sein, Blutungen aus der Harnröhre sind möglich (rot gefärbter Urin). Die häufigsten Keime, die eine akute Prostata-Entzündung auslösen können, sind *Escherichia-coli*-Bakterien oder solche der Arten *Klebsiella*, *Enterobacter* und *Pseudomonas*. Sie alle leben unter anderem in der Darmflora von Mensch und Tier, richten dort aber normalerweise keinen Schaden an, da die Darmwand eine natürliche Barriere für sie darstellt.

Zu einer Entzündung kommt es beispielsweise durch **sexuellen Kontakt**. Die Erreger gelangen in die Harnröhre und steigen dort bis zur Prostata auf, wo sie sich ansiedeln können. Ein häufiger Wechsel der Sexualpartner kann das Risiko dieser Ansteckungsart erhöhen, weil jeder Mensch unterschiedliche Keime in sich beherbergt, die zwangsläufig bei jedem Geschlechtsverkehr übertragen werden. Das Immunsystem kann mit immer wieder gleichartigen Erregern recht gut umgehen. Auf ständig neue angreifende Arten vermag es sich dagegen nur schlecht einzustellen.

Auch eine **Blasen-** oder **Harnröhrenentzündung** sowie **entzündete Hämorrhoiden** sind mögliche Ausgangsorte einer Prostatitis. Bei **chronisch-entzündlichen Krankheiten** z. B. an **Mandeln** oder **Zahnwurzeln** können ebenfalls Erreger über die Blutbahn in andere Körperbereiche, hier also in die Prostata, geschwemmt werden. Dies kommt allerdings vergleichsweise selten vor.

Die ersten Anzeichen einer Entzündung der Prostata sind, wie bereits erwähnt, dumpfe Schmerzen, besonders im Bereich des Damms, die in manchen Fällen auch in die Lenden- und Leistenregion ausstrahlen. Beim Wasserlassen kann sich ein brennendes Gefühl einstellen. Nicht immer muss es aber eine Entzündung der Prostata sein, die solche Beschwerden hervorruft. Bei der Untersuchung wird der Arzt sehr schnell feststellen, was die Ursache für Ihre Schmerzen ist. Er tastet die Prostata vom Enddarm aus ab und findet in der Regel bei einer Prostatitis eine sehr stark schmerzende und angeschwollene Drüse vor, die sich gelegentlich auch recht derb anfühlt, wenn die Entzündung bereits über längere Zeit besteht. Sehr häufig haben die Patienten auch Fieber und ein starkes Krankheitsgefühl.

Im Urin sowie in dem Sekret, das aus der Prostata ausgedrückt werden kann (vgl. Seite 50), sind weiße Blutkörperchen (Entzündungszellen), rote Blutkörperchen sowie Bakterien oder andere Erreger enthalten. Die Erreger werden auf speziellen Nährböden angezüchtet (Bakterienkultur), um das »passende« Antibiotikum auszutesten.

Im Blut sind meist die weißen Blutkörperchen (Entzündungszellen) sowie das C-reaktive Protein (CRP) stark erhöht. Das Prostataspezifische Antigen (PSA) ist immer erheblich erhöht und geht meist nur langsam – innerhalb von Wochen – wieder auf den Ausgangswert zurück. Das PSA kann als Marker im Blut gut für den Grad der Abheilung der Prostataentzündung verwendet werden. Es kann auch der Fall eintreten, dass der PSA-Wert zunächst auf einen höheren Ausgangswert als vor der Entzündung zurückkehrt und im weiteren Verlauf schwankende (steigend und danach spontan wieder fallende Werte) aufweist, was als Zeichen der Aktivität in der Prostata gedeutet werden kann. Insbesondere diese

INFO

Infektionserreger können auf zweierlei Wegen in die Prostata gelangen:

- häufig aufsteigend durch die Harnröhre;
- selten durch Streuung auf dem Blutweg von einem anderen Infektionsherd aus (z. B. Mandelentzündung, Zahnabszess, entzündete Hämorrhoiden).

chronisch entzündlichen Veränderungen in der Prostata können die Diagnostik eines bösartigen Prostatatumors mit Hilfe des PSA-Tests erheblich erschweren.

Wegen der starken Schmerzempfindlichkeit der entzündeten Prostata führt der Arzt jetzt keine Blasenspiegelung oder sonstige Eingriffe an der Harnröhre durch. Kommt es zur Harnsperre, so muss die Blase kurzfristig durch Harnableitung entlastet werden. Am besten eignet sich dazu ein dünner Katheter, der, um die Prostata zu schonen, direkt durch die Bauchdecke in die Blase eingeführt wird (suprapubischer Katheter, vgl. Abb. 9b und Seite 64–65).

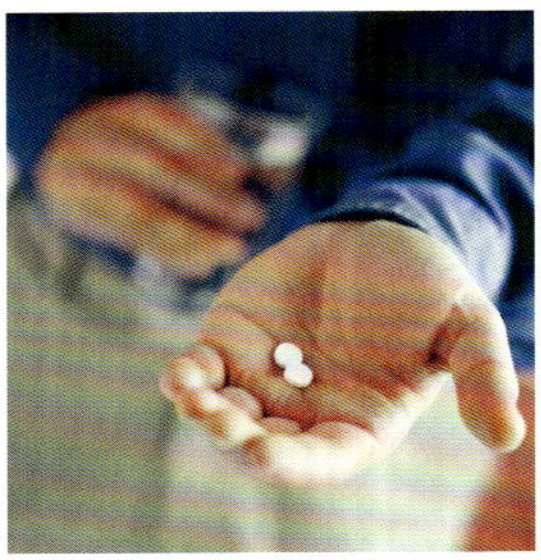

Bettruhe und eine Behandlung mit *Antibiotika* (Wirkstoffe: *Ciprofloxacin, Doxycyclin, Trimethoprim* u.a.) sorgen meist schon nach einigen Tagen für Besserung. Damit die Entzündung aber wirklich ganz ausheilt, sollten diese Antibiotika lange genug, d.h. über einen Zeitraum von etwa 14 Tagen, eingenommen werden (also auf keinen Fall zu früh absetzen – halten Sie sich strikt an die Anweisungen Ihres Arztes!). Stuhlregulierung und reichliches Trinken helfen ebenfalls, die Erkrankung schneller zu überwinden.

Beachten Sie dazu die Empfehlungen für Männer mit einer Prostatavergrößerung auf Seite 60–61. Sie sind auch bei Prostatitis nützlich!

Eine akute Entzündung geht nicht selten in eine chronische über (mehr dazu ab Seite 109). Nur bei atypischen Verläufen kommt es aus dem akuten Stadium heraus zur Einschmelzung (Verflüssigung) von Prostatagewebe und damit zu einer Eiteransammlung in den dadurch entstehenden Hohlräumen (Abszess, s. unten).

Prostata-Abszess

Eine seltene Sonderform der bakteriellen Entzündung ist der Prostata-Abszess. Es handelt sich dabei um einen Eiterherd in einer Gewebshöhle. Stoffwechselstörungen wie z.B. die Zuckerkrankheit und ein geschwächtes Immunsystem führen dazu, dass sich die Bakterien im Prostatagewebe stark vermehren und das Gewebe abtöten (Einschmelzung). An diesen Stellen sammelt sich Eiter an. Die Anzeichen und Beschwerden einer Vereiterung der Prostata ähneln denen, die sich bei der akuten Entzündung zeigen. Meist sind sie sogar weniger stark ausgeprägt, da die Umgebung von eingeschmolzenem Gewebe nicht so schmerzhaft ist wie die Nachbarschaft eines Entzündungsherdes. Bessert sich eine akute Entzündung zunächst und treten nach einigen Tagen erneut die gleichen Beschwerden auf, so kann das an einem Abszess liegen. Der Tastbefund der Prostata vom Enddarm aus sowie eine Untersuchung mit Ultraschall – ebenfalls vom Enddarm aus durchgeführt (vgl. Seite 51 f.) – ermöglichen dem Arzt eine rasche und sichere Diagnose.

Abgesehen von der notwendigen Behandlung mit Antibiotika (zu den Wirkstoffen vgl. Seite 108) muss der Eiter, am besten durch eine Punktion vom Damm aus, entfernt werden. Unter dieser Therapie heilt der Prostata-Abszess bald wieder ab.

Chronische Entzündung

In den meisten Fällen entsteht die chronische Prostata-Entzündung aus einer akuten Prostatitis, die möglicherweise so mild verlief, dass sie unbemerkt blieb. Die Bakterien (gelegentlich auch andere Mikroorganismen, so genannte *Mykoplasmen* oder *Chlamydien*), die die Entzündung verursachen, können sich in diesem Fall dauerhaft in der Prostata ansiedeln, weil das Immunsystem des Betroffenen aus irgendwelchen Gründen geschwächt ist.

Dieses Krankheitsbild ist für den Arzt nicht immer einfach zu diagnostizieren, denn die Beschwerden sind »uncharakteristisch«.

Manche Männer haben keinerlei Beschwerden, sodass die Diagnose nur zufällig aufgrund einer Urinuntersuchung gestellt wird, bei

Die Entzündung der Prostata (Prostatitis)

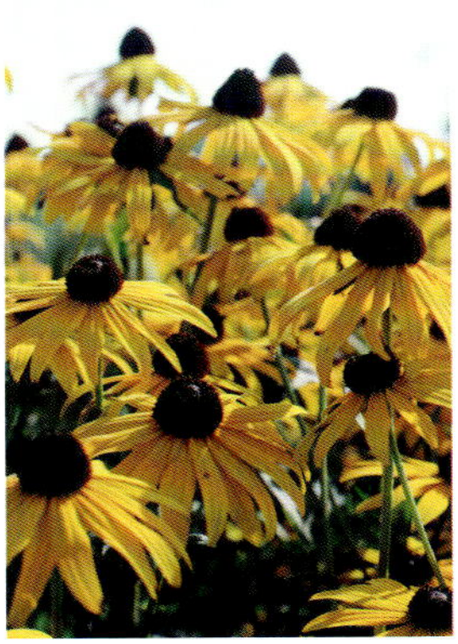

Das Immunsystem lässt sich durch pflanzliche Immunmodulatoren wie z. B. Sonnenhut *(Echinacea)* unterstützen. Erkundigen Sie sich bei Ihrem Arzt oder Apotheker danach.

der der Arzt Bakterien im Urin findet. Häufig äußert sich die chronische Prostatitis mit leichteren, unbestimmten Krankheitszeichen wie Druckgefühl in der Prostatagegend oder Abgeschlagenheit, gelegentlich mit Muskelschmerzen. Immer wieder auftretende Blasenentzündungen werden oft durch eine Prostatitis hervorgerufen. Keime wie Chlamydien oder Mykoplasmen lassen sich nur durch Spezialuntersuchungen sowie durch Abstriche aus der Harnröhre und die Analyse des Prostatasekrets feststellen. Da die Samenflüssigkeit zu etwa einem Drittel aus Prostatasekret besteht, kann auch ihre Untersuchung für die Diagnose hilfreich sein.

Antibiotika sind hier ohne Mithilfe des körpereigenen Abwehrsystems nicht ausreichend wirksam: Weil bei einer chronischen Entzündung die Durchblutung der Prostata meist verschlechtert ist, gelangen die Wirkstoffe nicht mehr in ausreichender Konzentration an den Entzündungsherd. Deshalb ist eine längere Behandlung mit Antibiotika über einen Zeitraum von drei bis sechs Monaten notwendig, wobei die anfängliche Dosierung später deutlich verringert werden kann.

Der PSA-Wert im Blut ist ein guter Marker für die „Aktivität" der chronischen Prostataentzündung. Durch Gabe von Antibiotika kann der PSA-Wert gesenkt werden, steigt jedoch fast immer nach Beendigen der Therapie wieder an, da durch – auch langfristige – Gabe von Antibiotika über Monate selten eine dauerhafte Heilung zu erzielen ist. Mit Hilfe von Antibiotika wird also eine Art „PSA-Kosmetik" betrieben. Bei der akuten Prostatitis ist die hochdosierte (gelegentlich intravenöse!) Gabe von Antibiotika ausreichend lange (mindestens 14 Tage oder länger) unbedingt notwendig, um die Keime in der Prostata abzutöten. Bei der chronischen Prostatitis jedoch ist eine Antibiotikagabe selten angezeigt und fast immer dauerhaft erfolglos.

Auslöser für eine erneutes „Aufflackern" der Prostatitis wie exzessive körperliche Anstrengung (Sport, ruckartige Bewegungen wie bei Tennis oder Golf und Heben sehr schwerer Lasten), langes Sitzen auf der Prostata (Rennradsattel), „Erkältungen" wie das Biergartensyndrom (Sitzen, Alkohol und Kälte) oder Exposition im Wind mit nasser Badehose sollten vermieden werden.

Die Prostata »im Stress«: Prostatodynie

Dieser Begriff bezeichnet einen ärztlichen Befund, der eigentlich noch keine eindeutige Krankheit darstellt, sondern im Grenzbereich zwischen »gesund« und »krank« liegt. Akute und chronische Entzündungen der Prostata sind insgesamt selten geworden. Bei der Mehrzahl der Patienten, die mit Beschwerden im Bereich des Damms oder im Unterleib zum Arzt gehen, lassen sich keine Bakterien oder bakterienähnlichen Mikroorganismen nachweisen. Trotzdem leiden die Betroffenen, weil sie Schmerzen empfinden, für die der Urologe oft keine speziellen »Rezepte« hat. Die Beschwerden ähneln denen bei der chronischen Entzündung der Prostata: vager Druck oder dumpfe Schmerzen im Unterbauch, unterhalb der Blase und im Dammbereich. Sie sind als »Befindlichkeitsstörungen« einzuordnen, nachdem alle möglichen Ursachen für eine bakterielle Entzündung ausgeschlossen wurden. Denn so ähnlich wie manche Menschen auf familiäre und berufliche Konflikt- oder Stresssituationen mit Magenschmerzen, Kopfweh oder Herzbeschwerden reagieren, kann der Ärger auch »auf die Prostata schlagen«. Allgemeine Maßnahmen wie eine ausgeglichene Lebensführung, ein Vermeiden von Unterkühlungen, regelmäßige Bewegung und warme Sitzbäder (vgl. Seite 60 f.) bringen Erleichterung.

Sobald die konfliktauslösende Situation bewältigt ist, verschwinden die Beschwerden meist auch wieder. Kommt es nach längerer

INFO

Prostatodynie leitet sich ab von *Prostata* und *-dynie*. Dieser Wortbestandteil bedeutet so viel wie *Missempfindung, Überempfindlichkeit* oder *Schmerzhaftigkeit*.

Zeit aber zu keiner Besserung und empfinden die betroffenen Männer den Schmerz als Belastung und Einschränkung ihrer Lebensqualität, so kann auch eine Psychotherapie angezeigt sein. Die Kosten für eine Psychotherapie übernehmen die Krankenkassen allerdings nur bei einer ausführlichen medizinischen Begründung.

Die chronische Entzündung, entstanden nach einer akuten Entzündung der Prostata, sowie die Prostatadynie stellen kein „einheitliches Krankheitsbild" mit immer den gleichen Symptomen dar. Auch die Schmerzen, die im Bereich der Prostata entstehen, werden von Patienten unterschiedlich empfunden oder führen zu unterschiedlichen weiteren Symptomen, wie Beschwerden beim Wasserlassen, Muskelschmerzen im Beckenboden, infektiösen oder durch Nerven bedingten Symptomen oder psychosozialen Problemen. Dies kann etwa mit Schneeflocken verglichen werden: Grundsätzlich sehen Schnee oder Schneeflocken von weiter entfernt betrachtet ähnlich aus, jedoch ist jede Schneeflocke in ihrer Kristallstruktur einzigartig („Schneeflockentheorie" der chronischen Prostatitis). Jeder Patient muss individuell betrachtet und untersucht werden. Nur so lassen sich für dieses vielfältige Krankheitsbild Therapien finden, die das jeweilige Beschwerdebild bessern oder heilen.

Das Wichtigste auf einen Blick

Entzündungen der Prostata sind alles in allem eher selten und meist auch nicht mit der Gefahr einer Harnsperre verbunden. Trotzdem sind sie natürlich behandlungsbedürftig. Ein mikrobieller Entzündungsherd kann nämlich andere Organe »anstecken«, am häufigsten die Blase (über die Harnröhre) und eventuell die Niere, wenn es zum Harnstau über die Harnleiter kommt. Selten können sogar die Hirnhäute infiziert werden (bakterielle, *septisch-metastatische Meningitis*). Es ist auch möglich, dass Erreger (Viren), die vorher beispielsweise zu einer Erkältung geführt haben, über das Blut zur Prostata gelangen und dort eine Entzündung auslösen.

Die Behandlung mit Antibiotika kann oft sehr langwierig sein. Bei einer Dauertherapie müssen diese Medikamente, unter Kontrolle des Prostatasekrets, zum Teil bis zu sechs Monate lang eingenommen werden. Dosierung, Einnahmezeitpunkt und Dauer der Behandlung sollten Sie unbedingt gemäß den Anweisungen Ihres Arztes einhalten, damit alle Keime abgetötet werden können. Warme Sitzbäder, Stuhlregulierung und regelmäßige körperliche Bewegung (s. auch »Empfehlungen«, Seite 60–61) lindern die lästigen Beschwerden. Auf sexuelle Aktivität brauchen Sie in dieser Zeit nicht zu verzichten.

Wichtig: Eine Antibiotikabehandlung kann nur dann alle Keime sicher beseitigen, wenn die Medikamente ausreichend lange genommen und nicht zu früh abgesetzt werden!

Eine Operation, wie beispielsweise die Ausschälung der Prostata durch die Harnröhre (TURP, vgl. Seite 76), führt selten zur Besserung. Die Entzündungsherde sitzen nämlich meist in den Randzonen der Prostata und werden bei der TURP, die man bei jüngeren Patienten ohnehin vermeiden will, nicht erreicht.

Immer wiederkehrende Entzündungen bei jüngeren Männern treten durch in der Prostata verbliebene Chlamydien oder Mykoplasmen auf (vgl. Seite 109). Auch können Neuinfektionen entstehen, wenn eine Entzündung in der Harnröhre aufsteigt und nachfolgend die Prostata ansteckt. In diesem Fall sollte stets auch der Sexualpartner zum Arzt gehen und sich untersuchen lassen.

Bei Frauen ist der *Gynäkologe* (Frauenarzt) für Diagnose und Therapie solcher Infektionen zuständig. Sonst kann nach erfolgter Behandlung nur eines Partners die Infektion vom nicht behandelten Partner wiederum übertragen werden (so genannter »Pingpong-Effekt«).

Tipps für den Alltag

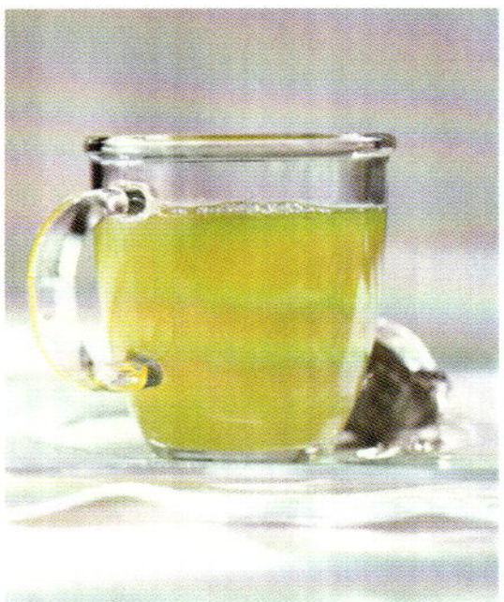

Mineralwasser, Kräutertees und Säfte sind gesunde Alternativen zu Kaffee, Schwarztee und Alkohol – erst recht, wenn es darum geht, reichlich Flüssigkeit zu sich zu nehmen!

Wenn Sie schon einmal an einer Entzündung der Prostata erkrankt waren, sollten Sie einem ständigen Wiederaufflammen der Infektion bewusst und konsequent vorbeugen.

- → Muten Sie sich keine schweren körperlichen Belastungen zu (z. B. exzessives Sporttreiben).
- → Vermeiden Sie Kälte- und Nässeeinfluss am Unterkörper (Sitzen auf kaltem Untergrund, Auskühlung nach dem Schwimmen, Zugluft nach dem Schwitzen).
- → Trinken Sie ausreichend: Notwendig sind mindestens eineinhalb Liter Urinausscheidung pro Tag, d. h. Sie sollten täglich zweieinhalb bis drei Liter Flüssigkeit zu sich nehmen – und zwar nicht nur über das Trinken, sondern auch mit der Nahrung.
  Dazu zählen allerdings nicht Kaffee, schwarzer Tee oder alkoholhaltige Getränke, weil diese auf den Körper harntreibend und austrocknend wirken. Bedenken Sie: Allein schon etwa 800 Milliliter Flüssigkeit werden mit der Atemluft und durch die Haut sowie mit dem Stuhl ausgeschieden.

Die bösartige Erkrankung der Prostata (Krebs)

Eine Vergrößerung der Prostata ist – leider – nicht immer durch eine gutartige Wucherung bedingt. Aber selbst wenn Sie mit der Diagnose »Prostatakrebs« konfrontiert werden, ist das nicht zwangsläufig ein Todesurteil. Dieses Kapitel sagt Ihnen, bei welchen Symptomen Sie den Arzt aufsuchen sollten und woran er Krebs erkennt. Es erläutert Behandlungsmethoden und Heilungschancen. Und es macht noch einmal klar, wie wichtig es für jeden Mann über 45 ist, regelmäßig zur Vorsorgeuntersuchung zu gehen!

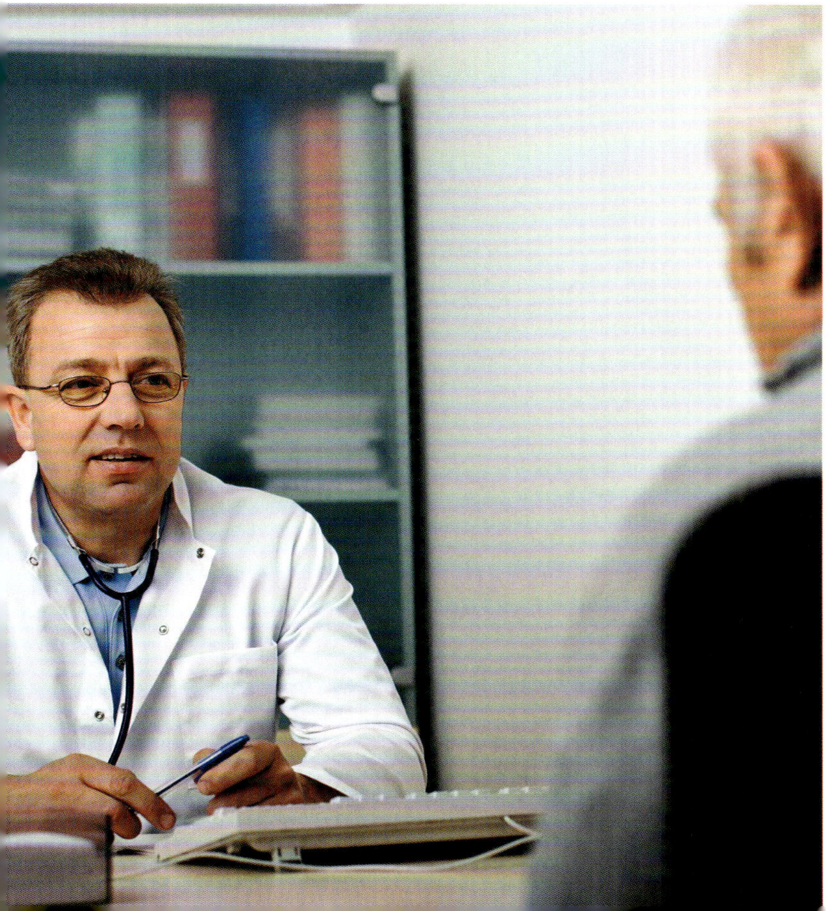

Bösartiger Tumor – was bedeutet das?

ACHTUNG

In diesem Kapitel geht es vor allem um die schweren Verläufe von Prostatakrebs. Sie sollten beim Lesen, wenn es Sie selbst betrifft, stets daran denken, dass das der kleinere Teil der Fälle ist und Ihre eigene Erkrankung sich nicht zwangsläufig so entwickeln muss!

Um es gleich vorab zu sagen: Der Prostatakrebs zählt überwiegend nicht zu den rasch wachsenden Tumoren. Es wird Sie vielleicht überraschen, aber es gibt viele Tausende von Männern, die über Jahre an einem Prostatakrebs litten, ohne je etwas davon gespürt oder überhaupt davon gewusst zu haben. Sie sollten also nicht in Panik verfallen und resignieren, wenn Sie von der Erkrankung erfahren. Denn oft ist diese Krebsart aufgrund ihrer Eigenschaft, langsam zu wachsen, sozusagen eher »gutartig«. Falsch wäre es aber auch, die Möglichkeiten zur Früherkennung und zur Behandlung deswegen auszuschlagen. Sie müssen die Diagnose auf jeden Fall ernst nehmen, aber Sie dürfen sich nicht von ihr beherrschen lassen.

Eine bösartige Veränderung des Prostatadrüsengewebes ist, ähnlich wie die Prostatahyperplasie, eine Erkrankung des älteren Mannes (mehr dazu ab Seite 14 bzw. 30). Tumoren bei Männern unter 50 sind die Ausnahme. Da das Wachstum der bösartigen Veränderung nicht gleichmäßig verläuft, gibt es Prostatatumoren, die für den Betroffenen nicht erkennbar werden und ihm auch keine Beschwerden verursachen.

Die Zahl der diagnostizierten bösartigen Prostatatumoren nimmt derzeit weltweit zu. Dafür sind vor allem zwei Gründe anzuführen. Erstens werden durch intensive medizinische Betreuung und verfeinerte Untersuchungsmethoden heute mehr Zellveränderungen rechtzeitig erkannt. Zweitens kommen mehr Männer in das gefährdete Alter, weil sich die Zahl der älteren Menschen durch die gestiegene Lebenserwartung deutlich erhöht hat. Dass die Häufigkeit bösartiger Veränderungen tatsächlich zugenommen hat, steht daher zu vermuten, zu beweisen ist es nicht. Unbestritten ist, dass gegenwärtig immer mehr Männer wegen eines Prostatakrebses den Arzt aufsuchen und behandelt werden müssen.

Die unauffällig bleibenden bösartigen Veränderungen kommen jedoch drei- bis viermal so häufig vor wie die entdeckten Tumoren. Diese so genannten *latenten* (verborgenen) Tumoren sind lebensbegleitend, machen sich aber wegen ihrer geringen Bösartigkeit nicht bemerkbar oder benötigen sehr lange Zeit, bis sie das tun.

Wie kaum eine andere bösartige Erkrankung weist der Prostatatumor ein breites Spektrum an biologischem Verhalten auf. Auf der einen Seite gibt es den Tumor, der sehr langsam wächst und dem Betroffenen keinerlei Beschwerden verursacht. Er kann mit dem Tumor leben, ohne dass dies seine Lebenserwartung verringert. Auf der anderen Seite hingegen gibt es, wenn auch seltener, Geschwülste, die schnell und aggressiv wachsen und dadurch gefährlich werden können.

Im Allgemeinen sind die Tumoren, die im höheren Lebensalter (über 70 Jahre) entdeckt und auffällig werden, eher als langsam wachsend und daher nicht unmittelbar lebensbedrohlich zu bewerten. Jüngere Männer haben häufiger aggressiv wachsende Geschwülste, die auch aufgrund der längeren Lebenserwartung eines jungen Menschen lebensbegrenzend werden können. Mit anderen Worten: Im jüngeren Alter kann der rasch wachsende Prostatakrebs, bleibt er unbehandelt, zur Todesursache werden.

Die bösartige Geschwulst entsteht in den äußeren Randbereichen der Prostata. Wie schon erwähnt, wachsen dagegen bei der gutartigen Vergrößerung meist die um die Harnröhre liegenden Drüsenanteile (s. Seite 30–31). Das ist auch der Grund, warum sich ein

INFO

Laut Angaben des Statistischen Bundesamtes starben im Jahr 2008 12 134 Männer in Deutschland an Prostatakrebs. Bei Männern ist er die zweithäufigste krebsbedingte Todesursache nach Lungen- und vor Darmkrebs.

Aktuellen Schätzungen des Robert-Koch-Instituts zufolge erkranken jährlich fast 50 000 Männer an Prostatakrebs. Damit hat der Prostatakrebs den Lungenkrebs in der Rangfolge der häufigsten Krebskrankheiten auf Platz 2 verdrängt.

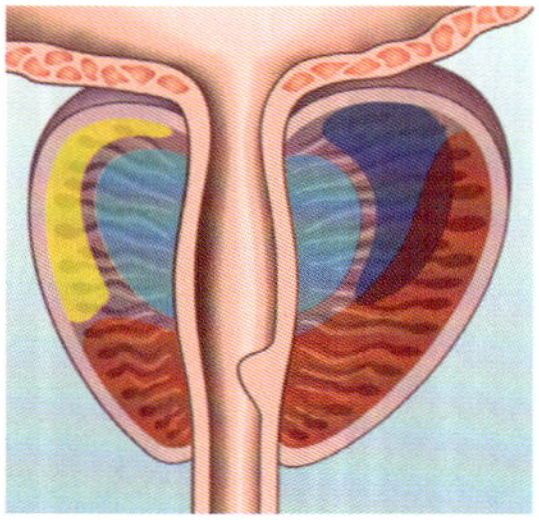

Im Einzelfall kann z. B. die gutartige Prostatawucherung durch ihr Wachstum um die Harnröhre herum (hellblaue Zone) relativ schnell zu Harnstau und Harnsperre führen – unbehandelt eine akute Gefahr (vgl. Seite 34 f.). Dagegen bleibt der kapselnah (rote Zone) sitzende Prostatakrebs trotz seiner biologischen Bösartigkeit unter Umständen lange Zeit ohne bedrohliche Folgen, solange er nicht umgebendes Gewebe zerstört oder Tochtergeschwülste bildet.

Prostata-Adenom schon relativ frühzeitig durch Beschwerden bemerkbar macht. Ein Prostatakrebs dagegen drückt erst sehr spät, also bei äußerst starker Wucherung, derart auf andere Organe, dass er Schmerzen bereitet.

Auch durch die Lage im Prostatagewebe unterscheiden sich folglich gutartige und bösartige Tumoren. An dieser Stelle ist aber eine Erklärung notwendig. **Gutartig** und **bösartig** – das sind in diesem Zusammenhang medizinische Begriffe, die nicht immer mit der üblichen Bedeutung der beiden Wörter übereinstimmen. Ein **bösartiger** Tumor ist stets Krebs. Er durchdringt das Wirtsgewebe, zerstört es und infiltriert die Umgebung. Er kann über die Lymphbahnen und das Blut zu anderen Körperstellen wandern und dort Tochtergeschwülste (*Metastasen*) bilden. **Gutartige** Tumoren wachsen zwar auch unkontrolliert, aber sie verdrängen das umliegende Gewebe nur, ohne es zu zerstören, und sie bilden keine Metastasen. Es sind also biologische Charakteristika, die zur Unterscheidung dienen.

Letztlich kommt es auf das spezielle Verhalten und die Entwicklung des Tumors bei jedem einzelnen Erkrankten an – »gutartig« heißt nicht gleich »harmlos«, und »bösartig« bedeutet noch lange kein »Todesurteil«.

Wie kommt es zu einer bösartigen Prostatavergrößerung?

Die genauen Ursachen des Prostatakrebses sind, wie bei den meisten Tumoren des Menschen, nicht bekannt. Studien an verschiedenen Bevölkerungsgruppen erlauben jedoch einige Hinweise auf die Entstehung und auf ursächliche Einflüsse.

Risikofaktoren

Sie scheinen von Beginn der Pubertät an auf die Prostata einzuwirken, um nach einer langen »Latenzzeit« schließlich bösartig veränderte Zellen wachsen zu lassen. Wichtig sind also die Dauer dieser Einflüsse und die Intensität oder Stärke, mit der sie auf die Prostata einwirken.

Mögliche Gründe für die Entstehung von Prostatakrebs

- → Erbliche Vorbelastung
- → Hormonelle Faktoren
- → Ungesunde Lebensweise
- → Umwelteinflüsse

Statistisch gesehen liegt das Risiko für einen Mann, irgendwann in seinem Leben eine bösartige Erkrankung der Prostata zu bekommen, die behandelt werden muss, bei etwa 17 Prozent. Bestimmte Faktoren können dieses Risiko erhöhen.

Erbliche Vorbelastung scheint eine Rolle zu spielen: In manchen Familien kommen gehäuft Tumoren der Prostata vor. Für Männer aus einer Familie, in der bereits der Vater oder weitere Verwandte ersten und zweiten Grades (also Bruder, Großvater, Onkel, und zwar väterlicher- wie auch mütterlicherseits) an einer bösartigen Prostatavergrößerung erkrankt waren, besteht ein erhöhtes Risiko, ebenfalls Prostatakrebs zu entwickeln. Neueste Forschungsergebnisse deuten darauf hin, dass Genveränderungen auf mehreren Chromosomen das Entstehen eines Tumors begünstigen können. Der Anteil aller Krebserkrankungen – und somit auch der Prostatakrebsfälle –, die ausschließlich aufgrund einer genetischen Veranlagung entstehen, wird auf bis zu zehn Prozent geschätzt.

Achtung

Auch für Männer, bei deren weiblichen Familienmitgliedern vermehrt Brustkrebs aufgetreten ist, steigt das Risiko, an Prostatakrebs zu erkranken.

Schwarze Amerikaner erkranken etwa doppelt so häufig an Prostatatumoren wie die weiße Bevölkerung der USA. Diese Tatsache lässt ebenfalls genetische Voraussetzungen vermuten, da beide Bevölkerungsgruppen ähnlichen Umweltbedingungen ausgesetzt sind.

Die bösartige Erkrankung der Prostata (Krebs)

Gewisse potenzsteigernde Medikamente oder Arzneimittel zum Muskelaufbau *(Anabolika)* enthalten von Testosteron abgeleitete Wirkstoffe, die das Wachstum einer bösartigen Geschwulst in der Prostata beschleunigen können.

Hormonelle Faktoren beeinflussen die Entstehung und das Wachstum des Tumors. Das ist sicher. Das männliche Geschlechtshormon *Testosteron* bewirkt eine Vermehrung der Tumorzellen. Ob durch die Anwesenheit von männlichen Hormonen auch eine Umwandlung von gutartigen in bösartige Zellen in der Prostata bewirkt wird, ist nicht erwiesen, jedoch wahrscheinlich. Da der Prostatakrebs hormonabhängig wächst, ist die Einnahme von Medikamenten, die männliche Geschlechtshormone enthalten, im höheren Lebensalter nicht ohne weiteres angeraten. Erst sollte der Arzt mit hoher Wahrscheinlichkeit ausgeschlossen haben, dass ein bisher unerkannter Tumor existiert. Einen weiteren Hinweis darauf, dass das Wachstum der bösartigen Prostatageschwulst hormonabhängig verläuft, liefert die Beobachtung, dass durch Entzug des männlichen Hormons bei der Behandlung des Prostatatumors ein Weiterwachsen verhindert wird.

Ernährungsgewohnheiten und Krebsentstehung hängen eng zusammen. Man nimmt an, dass in 30 bis 50 Prozent aller Fälle eine **ungesunde Ernährung** entscheidend zur Tumorbildung beigetragen hat. Bei bis zu 80 Prozent der Tumorerkrankungen sind zusätzlich **übermäßiger Tabak- und Alkoholkonsum** sowie **Bewegungsmangel** und **nicht bewältigter Stress** die Auslöser. Wichtig erscheint es, zur Krebsvorbeugung aktiv, also nicht nur durch Vermeiden schädlicher Einflüsse, sondern auch durch eine gesunde Ernährung, beizutragen (mehr dazu ab Seite 122). Ist Krebs erst einmal entstanden, ist es jedoch nicht möglich, ausschließlich durch die richtige Auswahl der Nahrungsmittel mit dieser Krankheit fertig zu werden.

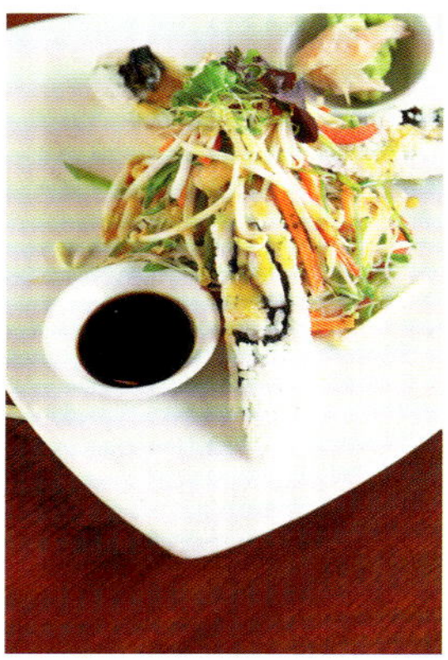

Untersuchungen haben gezeigt, dass Japaner und Chinesen wesentlich seltener an Prostatatumoren erkranken als Männer in westlichen Ländern. Wandern jedoch Asiaten – hauptsächlich in die USA – aus, steigt die Wahrscheinlichkeit erheblich, dass sich bei ihnen und ihren Nachkommen ebenfalls eine bösartige Prostatageschwulst bildet. Dies scheint also weniger an den Erbanlagen als an Ernährungs- und Umweltfaktoren zu liegen. Dafür spricht auch, dass bei Amerikanern, die strenge Vegetarier sind, z. B. Anhänger bestimmter religiöser Gemeinschaften wie Mormonen oder Siebenten-Tags-Adventisten, deutlich seltener Prostatakrebs auftritt als bei Nichtvegetariern.

Die Ernährung in Asien ist nicht nur fettärmer, sie weist auch einen hohen Anteil an *Phytoöstrogenen* (pflanzlichen Östrogenen) auf. Dazu zählen *Flavonoide* und *Lignane*. Möglicherweise verhindern diese Stoffe, die in vielen Pflanzen enthalten sind, die Entstehung von Prostatageschwülsten oder verzögern ihr Wachstum, denn sie besetzen die Rezeptoren (Andockstellen, vgl. Seite 70) für das weibliche Geschlechtshormon Östrogen an den Prostatazellen und hemmen damit den zellwachstumsfördernden Einfluss des Östrogens.

Phytoöstrogene können möglicherweise auch zur Vorbeugung und Bekämpfung einer gutartigen Prostatavergrößerung beitragen.

Neben der Ernährung scheinen **Umwelteinflüsse** ebenfalls eine Rolle zu spielen. Männer, die in Großstädten leben, erkranken häufiger an Prostatatumoren. Ob die Schadstoffbelastung (Luft, Lebensmittel) Prostatakrebs fördert, bleibt jedoch bislang ungewiss. Sonnenlicht dagegen scheint eine gewisse schützende Wirkung zu besitzen, weil es die Bildung von Vitamin D in der Haut anregt. Untersuchungen hierzu deuten darauf hin, dass das Vitamin die Vermehrung von Krebszellen in der Prostata vermindern kann, indem es deren Teilungsfähigkeit hemmt.

Vermutlich ist das Zusammenspiel von Erbfaktoren und äußeren Einflüssen ausschlaggebend für die Entstehung von Prostatakrebs.

Es sind also mehrere Faktoren, die zusammentreffen müssen, um einen Prostatakrebs entstehen zu lassen: erbliche Belastung, hormonelle Einflüsse, Lebensgewohnheiten, Umweltbedingungen

INFO

Innerhalb Europas tritt Prostatakrebs auffällig selten in den Mittelmeerländern auf. Das könnte u. a. daran liegen, dass die Mittelmeerküche vielfach pflanzliche Fette verwendet, die – im Gegensatz zu den »gesättigten« tierischen Fetten – einen hohen Anteil einfach und mehrfach ungesättigter Fettsäuren enthalten.

Omega-3-Fettsäuren haben eine wachstumshemmende Wirkung – auch auf Tumorzellen.

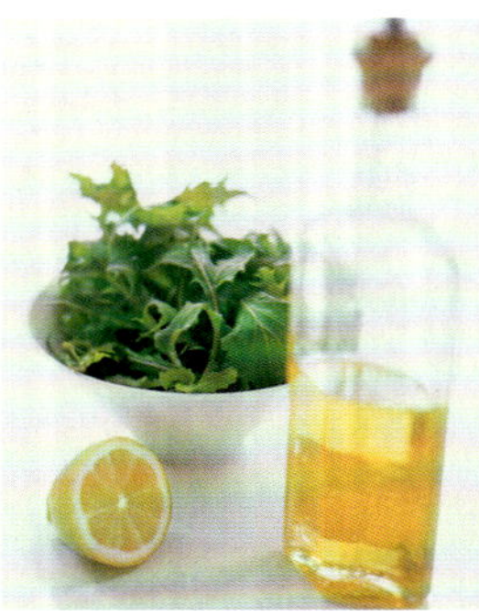

und sicherlich auch andere Ursachen. Einigen von ihnen lässt sich gegensteuern.

Was Sie selbst zur Vorbeugung tun können

Ihre Ernährung, deren Zusammensetzung Sie bewusst bestimmen und verändern können, bietet eine der wichtigsten Möglichkeiten, Ihr persönliches Krebsrisiko zu verringern.

Wissenschaftliche Untersuchungen haben nachgewiesen, dass eine fettreiche, ballaststoffarme Ernährung mit einem hohen Anteil an rotem Fleisch die Entstehung eines Prostatakrebses fördert, eine fettarme, ballaststoffreiche vegetarische Kost dagegen das Prostatakrebsrisiko senkt.

Entscheidend für die Vorbeugung ist also zunächst, dass Sie **möglichst fettarm** essen und vor allem **wenig tierische Fette aus Fleisch und Wurst** zu sich nehmen. Versuchen Sie Ihren Fleischkonsum einzuschränken; ein bis zwei Fleischgerichte in der Woche reichen völlig aus. Bevorzugen Sie außerdem mageres Fleisch. Wenn Sie nicht auf Wurst verzichten wollen, sollten Sie ebenfalls magere Sorten, auch aus Geflügel, wählen. Der Verzehr pflanzlicher Fette scheint sich hingegen weniger deutlich auf das Erkrankungsrisiko auszuwirken – darauf lassen etliche Studien schließen. Es empfiehlt sich also, Fett sehr sparsam und hauptsächlich in pflanzlicher Form einzusetzen. Günstig sind wegen ihres hohen Gehalts an ungesättigten Fettsäuren Sonnenblumenöl, Raps-, Soja- und Olivenöl. Seefisch ist reich an mehrfach ungesättigten *Omega-3-Fettsäuren* und deshalb – ein- bis zweimal wöchentlich – eine wertvolle Ergänzung des Speiseplans. Insgesamt sollte der Fettanteil Ihrer Ernährung 30 Prozent der täglich aufgenommenen Kalorienmenge nicht überschreiten. Das bedeutet: höchstens

40 Gramm an Koch- und Streichfetten und nicht mehr als 30 bis 40 Gramm an versteckten Fetten z. B. in Käse und Sahne sowie in Nüssen oder Gebäck.

Ebenfalls von besonderer Bedeutung für die Vorbeugung von Prostatakrebs sind, wie erwähnt, die zu den Phytoöstrogenen gehörenden **Flavonoide** und **Lignane** (vgl. Seite 121). Man bezeichnet solche pflanzliche Substanzen auch als **sekundäre Pflanzenstoffe**. Für den menschlichen Organismus sind sie zwar nicht unmittelbar lebensnotwendig, können aber eine gesundheitsfördernde Wirkung haben. Reich an Flavonoiden sind vor allem die in Asien häufig verzehrten Sojabohnen und Soja-Erzeugnisse (Sprossen, Tofu, Miso, Sojasoße), aber auch andere Hülsenfrüchte wie Erbsen, Kichererbsen und Bohnen, außerdem verschiedene Obst- und Gemüsesorten, schwarzer und grüner Tee sowie Rotwein. Lignane liefern z. B. Leinsamen und Getreide. Eine ausführlichere Zusammenstellung von Nahrungsmitteln, die Phytoöstrogene enthalten, finden Sie auf den hinteren Umschlaginnenseiten.

Sekundäre Pflanzenstoffe sind natürliche Stoffe, die Pflanzen beispielsweise zum Anlocken von Insekten (Farb-, Duftstoffe) oder als Schutz vor Schädlingen bilden. *Sekundär* (lat. an *zweiter Stelle, nachfolgend*) werden sie genannt, weil sie für den Menschen nicht, wie z. B. die Kohlenhydrate, zu den Hauptnährstoffen aus Pflanzen zählen. Wichtige Vertreter sind u. a. die *Carotinoide* und die Flavonoide.

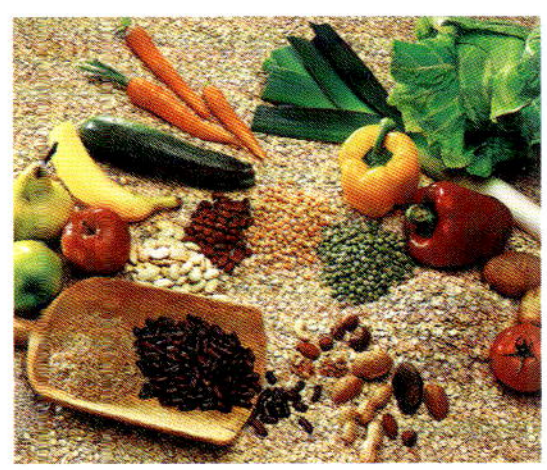

Auf welche Weise **ballaststoffreiche Lebensmittel** vor der Entwicklung von Prostatakrebs schützen können, ist noch nicht genau geklärt. Unter Ballaststoffen versteht man meist pflanzliche Fasern wie z. B. Zellulose, die im Dünndarm unverdaulich sind und erst im Dickdarm von Bakterien aufgespalten oder unverändert ausgeschieden werden. Ballaststoffreiche Nahrungsmittel sind ungeschälte Getreidesorten, Weizenkleie, Leinsamen, Vollkornbrot, Hülsenfrüchte, Obst und Gemüse.

Es scheint allerdings so zu sein, dass nicht die Ballaststoffe selbst eine Schutzwirkung entfalten, sondern zahlreiche andere Substanzen, die in diesen Nahrungsmitteln enthalten sind, allen voran die vielen **Vitamine**. Ihr Krebs vorbeugender Einfluss beruht auf ihrer

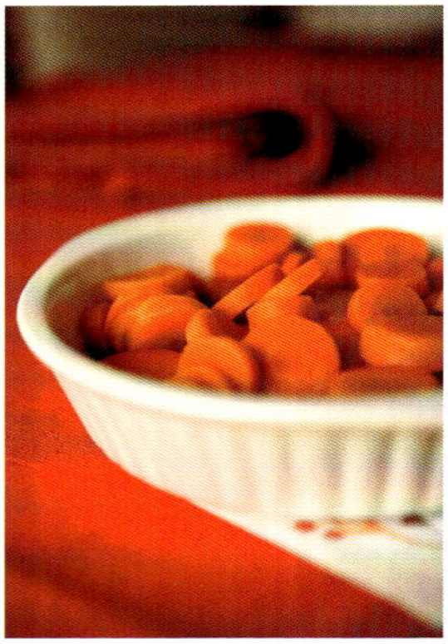

TIPP

Vitamine gehen beim Kochen verloren. Deshalb sollten Sie Gemüse möglichst oft roh essen oder nur kurz dünsten. Gemüsesorten, die Carotinoide (vgl. Seite 123) enthalten – dazu gehört z. B. das *Beta-Carotin*, das der Körper in Vitamin A umwandelt –, sollten Sie mit etwas Butter oder Öl garen oder als Rohkost mit kalt gepresstem Öl marinieren: So können Carotinoide besser aufgenommen und verwertet werden.

Eigenschaft als »Radikalenfänger« oder *Antioxidanzien*. »Freie Radikale« sind aggressive, reaktionsfreudige Moleküle, die von außen (Zigarettenrauch, Ozon) in den Körper gelangen, aber auch im normalen Stoffwechselablauf entstehen und Körperzellen schädigen oder zerstören können. Vitamine vermögen die Zellen vor solchen Angriffen (*Oxidationen*) und damit auch vor einer Zellentartung zu schützen.

Nachgewiesen ist diese Schutzwirkung speziell für die Vitamine A, C und E. Vitamin A ist vor allem in Karotten, Spinat, Kohl und Tomaten enthalten. Zitrusfrüchte, Paprika und Petersilie sind reich an Vitamin C. Besonders *Nitrosamine*, Stoffe, die im Körper Krebs auslösen können, werden durch Vitamin C umgewandelt und neutralisiert. Viel Vitamin E findet sich in Pflanzenölen und ungeschältem Getreide, in Kohl, rotem Paprika, schwarzen Johannisbeeren und Sanddorn.

Die Wirkung zahlreicher Substanzen in unserer Nahrung ist noch ungeklärt; allein von den erwähnten sekundären Pflanzenstoffen soll es Tausende geben. Wissenschaftler vermuten zudem, dass es nicht darauf ankommt, gezielt bestimmte Einzelstoffe zu sich zu nehmen. Vielmehr scheint es die Mischung, das Zusammenwirken der verschiedenen Inhaltsstoffe im Stoffwechsel zu sein, was unsere Gesundheit fördert. Am günstigsten ist deshalb langfristig eine ausgewogene, vollwertige, möglichst naturbelassene Kost.

Eine Ernährung nach den folgenden Richtlinien kann das Risiko eines Prostatakrebses verringern helfen:

→ Bevorzugen Sie grundsätzlich Lebensmittel mit niedrigem Fettgehalt. Insbesondere sollten Sie möglichst wenig tierische Fette aus Fleisch und Wurst verzehren.

- Milch und Milchprodukte (Joghurt, Quark, Käse) liefern notwendige Eiweißstoffe und schützen die natürliche Darmflora. Vorsicht: Auch Käse enthält oft reichlich tierische Fette.
- Ernähren Sie sich überwiegend pflanzlich. Wegen ihres hohen Anteils an Phytoöstrogenen sind Hülsenfrüchte (Soja, Erbsen, Bohnen) und ungeschältes Getreide (Hafer, Weizen, Reis) besonders zu empfehlen.
- Essen Sie täglich Getreideprodukte wie Vollkornbrot, Vollkornnudeln oder Reis und möglichst zu jeder Mahlzeit frisches Obst, Gemüse und Kräuter.
- Versorgen Sie sich durch Rohkost, also z. B. Salate, regelmäßig mit wichtigen Vitaminen.

Zur Krebsvorbeugung können Sie zusätzlich beitragen, indem Sie Ihren **Alkoholkonsum** einschränken oder völlig auf alkoholische Getränke verzichten; eine Ausnahme bildet hier aufgrund seines Gehalts an Flavonoiden möglicherweise der Rotwein, den Sie natürlich trotzdem nur in Maßen trinken sollten. Übermäßiger **Tabakgenuss** gehört ebenfalls zu den Risikofaktoren für eine Tumorbildung; wenn Sie Raucher sind, sollten Sie also versuchen, möglichst sparsam mit den Zigaretten umzugehen oder sogar ganz mit dem Rauchen aufzuhören. Besonders ungünstig ist die Kombination von regelmäßigem Alkohol- und Tabakkonsum.

Regelmäßige **Bewegung** hält nicht nur fit, sie hilft auch, die Gefahr einer bösartigen Erkrankung der Prostata zu verringern. Eine finnische Studie hat gezeigt, dass Männer, die sich bei der Arbeit viel bewegen, ein niedrigeres Prostatakrebs-Risiko haben als Männer, die ihre Berufstätigkeit vorwiegend im Sitzen ausüben. Ebenso tun

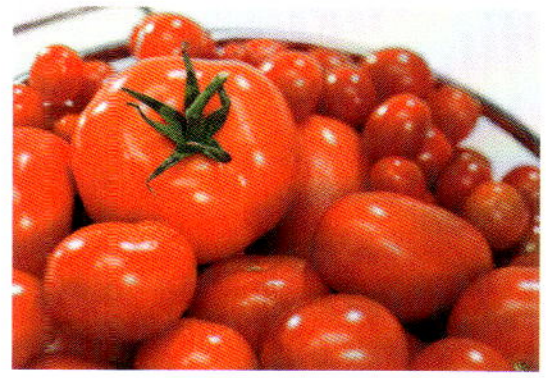

TIPP

Ein wichtiger Vertreter aus der Gruppe der Carotinoide ist der rote Farbstoff *Lycopin*, der vor allem in Tomaten vorkommt. Unter den Carotinoiden hat Lycopin die stärkste antioxidative Wirkung (vgl. Seite 124); dass es das Risiko, an Prostatakrebs zu erkranken, senkt, konnte bewiesen werden.

Da unser Körper Lycopin noch besser aufnehmen kann, wenn Tomaten erhitzt und mit etwas Fett zubereitet werden, tun Sie sich nicht nur etwas Gutes, wenn Sie reichlich frische Tomaten essen oder Tomatensaft trinken – auch der regelmäßige Genuss von Spaghetti mit Tomatensoße ist empfehlenswert.

Männer, die Sport treiben, etwas für ihre Prostata: Wer etwa drei Stunden in der Woche zügig läuft, senkt das Risiko, an Prostatakrebs zu erkranken, um fast zehn Prozent. Das hat eine US-amerikanische Untersuchung mit über 30 000 Teilnehmern im Alter von 40 bis 75 Jahren nachgewiesen.

Übergewicht – das natürlich auch (aber nicht nur) Folge von fettreicher Ernährung und Bewegungsmangel sein kann – gilt ebenfalls als Risikofaktor für die Entstehung von Prostatakrebs. Ob Sie übergewichtig sind, können Sie selbst mit Hilfe des *Body Mass Index* (*BMI*) feststellen, einer Formel, die das Verhältnis zwischen Körpergewicht und Körperoberfläche beschreibt.

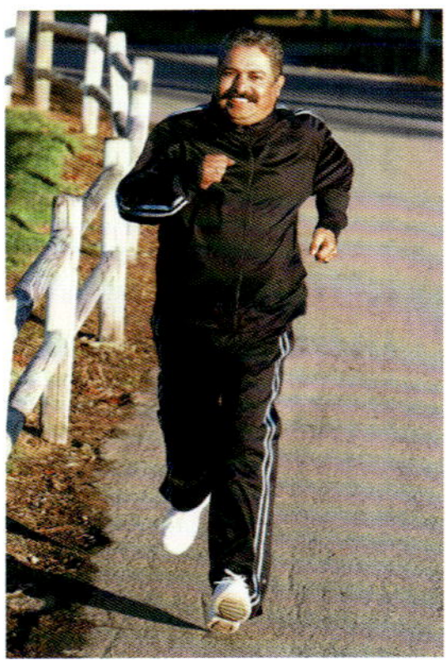

So bestimmen Sie Ihren Body Mass Index

Die Formel zur Berechnung des Körper-Massen-Index lautet:

$$\frac{\text{Körpergewicht in Kilogramm}}{(\text{Körpergröße in Metern})^2}$$

Beispiel: Ein Mann mit einem Gewicht von
93 kg und einer Größe von 1,80 m hat einen BMI von

$$\frac{93}{1{,}80 \text{ x } 1{,}80} = 28{,}7$$

Ein BMI-Wert zwischen 18,5 und 24,9 liegt im normalen Gewichtsbereich. Wenn Ihr BMI aber 25 oder mehr beträgt, haben Sie – wie der Mann in unserem Beispiel – Übergewicht und sollten versuchen abzunehmen: nicht nur Ihrer Prostata, sondern auch Ihrer allgemeinen körperlichen Gesundheit zuliebe. Die Ernährungsumstellung nach den Empfehlungen auf Seite 124 f. wäre ein erster wichtiger Schritt in die richtige Richtung.

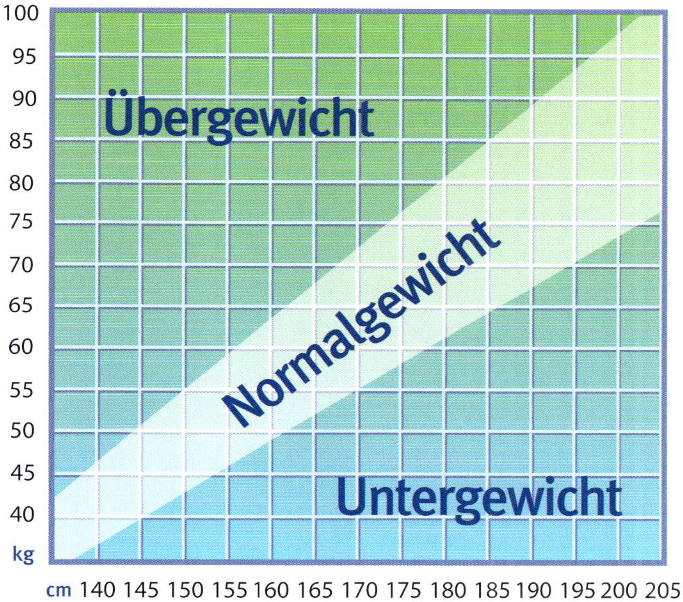

Anhand dieser Grafik finden Sie Ihren BMI auch ohne Rechnerei heraus: Suchen Sie Ihr Körpergewicht auf der Skala links. Ziehen Sie von dort aus mit dem Lineal einen waagrechten Strich nach rechts. Nun suchen Sie am unteren Rand Ihre Körpergröße und ziehen von da einen senkrechten Strich nach oben. Liegt der Schnittpunkt beider Linien innerhalb des hellen Streifens, ist Ihr Gewicht im Normalbereich, liegt der Punkt darüber, haben Sie Übergewicht!

Auch beim Sex scheint Maßhalten Vorteile zu haben: Ein häufiger Wechsel der Sexualpartnerin – konkret ist die Rede von Geschlechtsverkehr mit mehr als 30 Frauen im Laufe des Lebens – verdoppelt das Risiko, an Prostatakrebs zu erkranken. Das hat jedenfalls eine US-amerikanische Studie an 1400 Männern im Alter von 40 bis 64 Jahren ergeben.

Welche Beschwerden lassen einen Prostatakrebs vermuten?

Im Frühstadium der bösartigen Veränderung gibt es keine Symptome, die Sie als Betroffener bemerken können. Dies macht die rechtzeitige Diagnose schwierig, da Früh- bzw. Warnzeichen fehlen und der Tumor bereits weit entwickelt sein kann, bevor er tatsächlich Beschwerden verursacht. Eine regelmäßige Vorsorgeuntersuchung beim Urologen ist die beste Vorbeugung gegen einen fortgeschrittenen Tumor, da durch das Betasten der Prostata bereits Frühstadien der Erkrankung entdeckt werden können. Etwa 80 Prozent der bösartigen Geschwülste, die sich an der Hinterfläche der beiden Prostata-Seitenlappen bilden (und das tun bis zu vier Fünftel aller Krebse), lassen sich in einem frühen Stadium feststellen, in dem sie auf die Prostata beschränkt und daher noch heilbar sind (vgl. Seite 47).

Wenn Beschwerden auftreten, ähneln sie den Symptomen der gutartigen Prostatavergrößerung. Sie zeigen sich allerdings in der Regel erst sehr spät, da der bösartige Tumor, wie erwähnt, vor allem in den Randbereichen der Prostata entsteht. Durch das zunehmende Gewebewachstum wird die Harnröhre verdrängt oder eingeengt, weil die Tumormasse auf ihr lastet. **Abschwächung des Harnstrahls, Restharngefühl, beständiges Träufeln** oder auch **Nachträufeln von Harn** sind die Folgen. Eine **Harnsperre** kann ebenfalls eines der ersten Symptome eines Prostatatumors sein. Wenn die Geschwulst mehr zum Enddarm hin wächst, treten **Schmerzen im Enddarm- oder Dammbereich und beim Stuhlgang** auf. Auch Veränderungen der Form des Stuhls können erste Hinweise sein. Färbt sich Ihr **Urin rot** als Anzeichen einer Blutung oder findet sich **Blut in der Samenflüssigkeit**, sollten Sie zum Arzt gehen und Ihre Prostata untersuchen lassen.

INFO

Blut im Stuhl ist bei einer bösartigen Veränderung der Prostata ein zufälliges Zusammentreffen. Es weist vielmehr auf eine Veränderung im Enddarm hin; deshalb sind Sie in diesem Fall besser bei einem Internisten oder *Proktologen* (Enddarm-Spezialist) aufgehoben.

Übrigens: Blut im Stuhl kann ein Anzeichen für Darmkrebs sein. Daher gehört ein Test auf verborgenes (also nicht sichtbares) Blut im Stuhl ab 50 zur jährlichen Krebs-Früherkennungsuntersuchung, die von den Krankenkassen bezahlt wird.

Mögliche Anzeichen für einen Prostatatumor

- → Abgeschwächter Harnstrahl
- → Restharngefühl
- → Beständiges Harnträufeln oder Nachträufeln von Harn
- → Harnsperre
- → Schmerzen im Enddarm- oder Dammbereich und beim Stuhlgang
- → Blut im Urin oder in der Samenflüssigkeit
- → Schmerzen in der Wirbelsäule und der Beckengegend

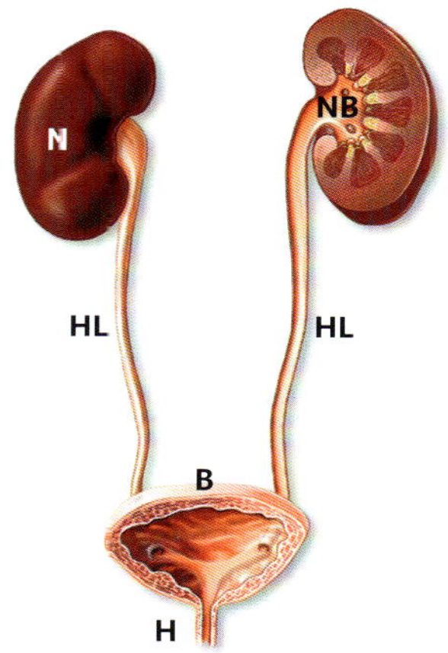

Die Harnwege: Harnröhre (H), Blase (B), Harnleiter (HL), Niere (N) mit Nierenbecken (NB).

Ist der Tumor größer geworden, kann er zur Einengung der Harnleitermündungen in der Blase führen, sodass der in den Nieren gebildete Harn nur erschwert in die Blase gelangt und sich vor der Blase staut. Dadurch entsteht eine Erweiterung der Harnleiter und der Nierenbecken und somit eine Harnstauungsniere. Bei längerer Harnstauung kommt es zum Nierenversagen, da die harnpflichtigen Substanzen (Harnstoff, *Kreatinin* u. a.) nicht mehr ausreichend ausgeschieden werden können.

Harnstauungsnieren werden jedoch meist von den Betroffenen nicht bemerkt: Anders als ein Harnstau, der durch Steine im Harnleiter verursacht wird, kündigen sie sich nämlich nur selten durch eine Kolik (krampfartige Schmerzen) an. Meist entwickelt sich die Stauung langsam und schleichend. Harnstauungsnieren stellt der Arzt nur anhand von Ultraschall-, Röntgen- sowie Laboruntersuchungen fest.

Der Prostatakrebs kann sich aber auch in völlig anderen Schmerzen äußern. Tochtergeschwülste (Metastasen), die sich vor allem in den Knochen absiedeln, verursachen **Schmerzen in der Wirbel-**

säule und der Beckengegend. Ein fortdauernder Kreuzschmerz und so genannte »Ischiasschmerzen« sowie unerklärbare Knochenbrüche werden den Arzt immer auch an einen bösartigen Prostatatumor denken lassen. Weitere Anzeichen können allgemeine Abgeschlagenheit, Müdigkeit und Blutarmut sein. Diese Befunde sind aber vieldeutig und nicht beweisend.

Wie kann der Arzt Prostatakrebs erkennen?

INFO

Die nachfolgend erläuterten Diagnoseverfahren können, müssen aber nicht durchgeführt werden. Welche Untersuchungen im Einzelfall erforderlich sind, entscheidet der Arzt.

Bei Verdacht auf einen bösartigen Prostatatumor stehen dem Arzt unterschiedliche Diagnoseverfahren zur Verfügung.

Abtasten der Prostata

Bei der Vorsorgeuntersuchung des Mannes und bei jedem Verdacht auf eine Erkrankung der Vorsteherdrüse steht das Abtasten der Prostata mit dem Finger vom Enddarm aus im Vordergrund. Diese Untersuchung ist unverzichtbar. Jeder veränderte, verdächtige Tastbefund muss anschließend durch weitere Untersuchungen abgeklärt werden. Die gutartig veränderte Prostata fühlt sich prall-elastisch an, ist symmetrisch und gut abgrenzbar von der Umgebung. Ertastet der Arzt eine verhärtete Drüse, so weist das auf ein möglicherweise bösartiges Wachstum hin. Nicht jede Verhärtung ent-

Ärztliche Untersuchungsmethoden bei Verdacht auf Prostatakrebs

- → Abtasten der Prostata
- → Laboruntersuchungen
- → Gewebeentnahme aus der Prostata
- → Transrektaler Ultraschall

puppt sich allerdings als Tumor: Nur bei etwa 20 bis 30 Prozent der Männer mit solchen Veränderungen lassen sich bei weiteren Untersuchungen Tumoren feststellen. Der tastbare Knoten muss die Prostata nicht überschreiten. Ist jedoch die gesamte Prostata verhärtet oder sind die Knoten in Form und Lage größer als die normale Drüse, so kann es sich um ein bereits fortgeschrittenes Stadium des Krebses handeln.

Genaueres zum Ablauf dieser Untersuchung lesen Sie im Kapitel über die gutartige Prostatavergrößerung ab Seite 46. Abbildung 7 (Seite 49) zeigt die Abtastung mit dem Finger vom Enddarm aus.

Der Tastbefund ist als erste Voruntersuchung wichtig. Durch Tastung allein ist jedoch die Unterscheidung zwischen gutartiger, entzündlicher und bösartiger Veränderung nicht möglich. Der Verdacht auf eine bösartige Erkrankung muss durch anschließende weitere Untersuchungen erhärtet oder ausgeschlossen werden.

Laboruntersuchungen

Eine Möglichkeit, den Verdacht auf Prostatakrebs weiter einzuengen, bieten Bluttests. Für die Diagnose am aufschlussreichsten unter diesen Tests ist der *PSA*-Wert, der sich aus der Bestimmung des *prostataspezifischen Antigens* im Blut ergibt und auf den wir in diesem Abschnitt ausführlich eingehen wollen.

Prostataspezifisches Antigen (PSA)
PSA ist ein Eiweiß, das nur von Prostatazellen gebildet und ins Blut abgegeben wird. Es ist außerdem im Urin und in der Samenflüssigkeit enthalten und wird normalerweise auch von gutartigen Drüsenwucherungen ausgeschieden. Bei einem Prostata-Adenom kann der PSA-Wert im Blut deshalb erhöht sein (vgl. Seite 51).

INFO

5-Alpha-Reduktase-Hemmer (Medikamente zur Behandlung einer gutartigen Prostatavergrößerung, s. Seite 72) senken den PSA-Wert etwa um die Hälfte. Bei Patienten, die diese Mittel einnehmen, wird der Arzt einen neuen Ausgangswert bestimmen, mit dem dann spätere PSA-Verlaufsmessungen verglichen werden.

Entzündungen der Prostata, instrumentelle Maßnahmen (z. B. Blasenspiegelung oder Gewebeentnahme aus der Prostata) führen ebenfalls zu einem Anstieg des PSA-Spiegels im Blut. Eine

Blutuntersuchung sollte also **vor** jeder Manipulation an der Prostata erfolgen. Schon ihre Abtastung bewirkt eine vermehrte Ausschüttung von PSA. Nur wenn der Arzt direkt anschließend, d.h. innerhalb weniger Minuten, Blut entnimmt, misst er noch keine fälschlich erhöhten Werte.

Um das Testergebnis nicht zu verfälschen, sollten Männer kurz vor der Untersuchung vorsichtshalber nicht aufs Rennrad steigen – manche Sättel bewirken beim Fahren eine Art Prostatamassage!

Bis sich ein durch solche Manipulationen erhöhter PSA-Spiegel im Blut normalisiert hat, können Tage bis Wochen vergehen: Nach dem Abtasten der Prostata oder nach Einlage eines Blasenkatheters sinkt der Spiegel innerhalb weniger Tage wieder. Dagegen sorgt eine Gewebeentnahme mehrere Wochen lang für erhöhte Werte; in dieser Zeit erlaubt die PSA-Konzentration im Blut daher keinerlei Aussage über die Erkrankung. Ein Anstieg des PSA-Wertes allein ist also noch kein Beweis für eine bösartige Veränderung der Prostata! Zusammen mit dem Tastbefund macht er diese Diagnose jedoch wahrscheinlicher.

Wie bereits an anderer Stelle (Seite 51) erläutert, wird ein PSA-Wert unter vier Nanogramm pro Milliliter Blut (ng/ml) als normal angesehen. Für Männer, die noch nicht 50 Jahre alt sind, liegt dieser Grenzwert bereits bei 2,5 ng/ml. Ein Messergebnis zwischen vier (bzw. 2,5) und zehn ng/ml kann sowohl durch eine gutartige als auch durch eine bösartige Prostatavergrößerung bedingt sein und muss in regelmäßigen Abständen kontrolliert werden. In diesem »Graubereich« hängt es einerseits vom Tastbefund des Arztes, andererseits von weiteren PSA-Messungen ab, ob eine Gewebeentnahme (*Biopsie*) aus der Prostata erforderlich ist. Ein auffälliger Tastbefund spricht hier ebenso für die Biopsie wie ein innerhalb von drei bis sechs Monaten deutlich ansteigender PSA-Wert. Ein Anstieg des PSA-Wertes von mehr als 0,72 ng/ml pro Jahr gilt als verdächtig, vor allem dann, wenn die Prostata in diesem Zeitraum nicht gewachsen ist (Bestimmung des Gewichtes mittels transrektalem Ultraschall). Als bester Marker für das Vorliegen eines Prostatakarzinoms dient also eine Verlaufskontrolle des PSA-Wertes über längere Zeit. Steigt der PSA-Wert (kontrolliert z. B. vierteljährlich im Anstieg) ständig an, so ist dies ein wichtiger Hinweis auf das Vorliegen eines Prostatakrebses. Nicht jeder Tumor weist jedoch steigende PSA-Werte auf. So finden sich bei etwa 30 % der Männer mit Prostatakarzinom PSA-Werte, die nicht oder nur extrem langsam steigen, was auf einen nicht so aggressiven Tumor hindeuten kann. Schwierig wird die Erkennung einer bösartigen Prostatageschwulst dagegen bei PSA-Werten im Normbereich, vor allem dann, wenn der Tastbefund der Prostata und/oder der transrektale Ultraschall unauffällig sind. Leider scheiden etwa 20 % aller Prostatatumoren nur geringe Mengen von PSA ins Blut aus, sodass der PSA-Wert nicht erhöht ist, obwohl meist eine aggressivere Form des Tumors vorliegt. Umso wichtiger ist es hier der rektale Tastbefund und der transrektale Ultraschall der Prostata. Zusätzlich hat der Arzt die Möglichkeit, nicht nur den Gesamtwert des prostataspezifischen Antigens im Blut (*tPSA*), sondern auch dessen Anteile an frei zirkulierendem (*fPSA*) und anderweitig gebundenem PSA (*cPSA*) im Blut zu bestimmen. Das Verhältnis zwischen freiem PSA und Gesamt-PSA (% f-PSA) lässt bei Messergebnissen in der »Grauzone« mehr Rückschlüsse auf die Wahrscheinlichkeit eines Prostatakrebses zu als der Gesamt-PSA-Wert allein: Männer mit einer gutartigen Prostatavergrößerung haben mehr freies PSA im Blut als Männer mit Prostatakrebs, bei denen umgekehrt der Anteil des gebundenen PSA höher ist.

% f-PSA sinkt daher bei Patienten mit einem Tumor ab und fällt unter einen Schwellenwert (z. B. kleiner 15 % freies PSA). Neben der Anstiegsgeschwindigkeit (PSA velocity, normal < 0,75 ng/ml pro Jahr) eignen sich die PSA-Verdoppelungszeit und die Relation

INFO

Da der PSA-Test keine Standarduntersuchung ist, sondern nur auf Wunsch bzw. mit Einwilligung des Patienten erfolgt, wird der Arzt Sie vorher ausführlich über den Nutzen des Tests für Sie persönlich aufklären. Dazu gehören Informationen über

- Risikofaktoren für Prostatakrebs;
- das Erkrankungs- und Todesfallrisiko durch Prostatakrebs im Verhältnis zur Lebenserwartung in Ihrer Altersgruppe;
- die Bedeutung des PSA-Wertes und die Wahrscheinlichkeit eines erhöhten Testergebnisses;
- Techniken und Risiken der Gewebeentnahme;
- die Möglichkeit einer negativen Gewebeprobe bei erhöhtem PSA-Wert;
- die verschiedenen Therapieverfahren und ihre Nebenwirkungen.

von PSA zum Prostatagewicht (auch vom gutartigen Gewebe wird ja wie bereits erwähnt PSA ausgeschieden) zur Differenzierung von gutartigem und bösartigem Wachstum.

Neuere Tests wie der PCA-3 -Test, bei dem ein Tumormarker im Urin nach Abstasten der Prostata nachgewiesen wird, oder die Bestimmung von Sarkosin im Blut sind viel versprechend, jedoch bisher noch in der Erprobungsphase.

Je höher der PSA-Wert, desto wahrscheinlicher wird die Diagnose eines Prostatakarzinoms. Einen Grenzwert, ab dem sicher ein Tumor vorliegt, gibt es nicht. Früher wurde 10 ng/ml als ein solcher Grenzwert betrachtet, jedoch ist es wichtig, Tumoren im Frühstadium, d. h. mit möglichst niedrigem PSA zu erkennen, da die Heilungsaussichten für eine erfolgreiche Therapie umso höher sind, je kleiner der Tumor ist.

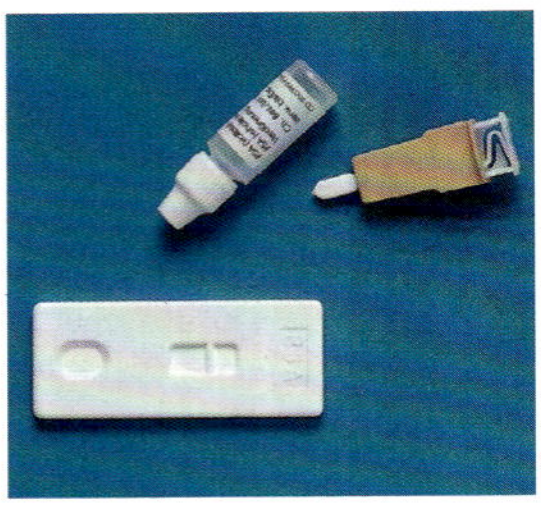

PSA-Schnelltest
Ihren PSA-Wert können Sie mit Hilfe eines in der Apotheke erhältlichen PSA-Schnelltests selbst ermitteln: Dafür bringen Sie zwei Tropfen Blut auf einen Teststreifen auf und geben fünf Tropfen Reagenzlösung hinzu. Nach 10 bis 15 Minuten können Sie das Ergebnis im Kontrollfeld des Teststreifens ablesen

Die Indikation für eine Gewebeprobe aus der Prostata stellt der Urologe zusammen mit Ihnen. Diese sollte durchgeführt werden, wenn der PSA-Wert von Beginn der Untersuchungen an hoch ist (z. B. über 10 ng/ml)oder kontinuierlich ansteigt. (Näheres dazu ab Seite 135). Ist anhand dieser Gewebeprobe ein bösartiges Wachstum der Prostata sicher festgestellt worden, kann die PSA-Konzentration im Blut Hinweise auf Ausdehnung und Gefährlichkeit der Erkrankung geben. So lässt ein Wert unter zehn ng/ml darauf schließen, dass der Krebs auf die Prostata beschränkt, also noch heilbar ist; ein Wert von 25 ng/ml deutet bei 25 Prozent, ein Wert von 50 ng/ml bei 50 Prozent der betroffenen Männer auf einen Befall der Lymphknoten in der Umgebung hin. Außerdem eignet sich die PSA-Messung sehr gut zur Kontrolle des weiteren Behandlungserfolges nach Radikaloperationen oder hormoneller Therapie (dazu mehr auf Seite 178). Das PSA stellt somit den ersten für die Prostata spezifischen Wert dar, der für Diagnosestellung, aber auch Verlaufskontrolle und damit insbesondere für die Krebsnachsorge große Bedeutung hat.

Wichtig ist: Ein erhöhter PSA-Wert im Blut sowie ein auffälliger Tastbefund der Prostata zusammen ergeben deutliche Verdachtsmomente auf eine bösartige Erkrankung der Prostata. Eine Einschränkung gilt allerdings für die Aussagekraft der PSA-Analyse: Bei einer bösartigen Erkrankung im Anfangsstadium kann die Konzentration von PSA im Blut manchmal auch nur geringfügig oder gar nicht erhöht sein!

Weitere Blutwerte

Zusätzlich können das Blutbild und die Blutsenkungsgeschwindigkeit (ein aussagefähiger Messwert, der angibt, wie schnell die roten Blutkörperchen im Blut in einem Reagenzglas zu Boden sinken) sowie die harnpflichtigen Substanzen Hinweise auf die Erkrankung geben. Harnpflichtige Substanzen wie Kreatinin und Harnstoff (vgl. Seite 50) werden normalerweise mit dem Urin ausgeschieden. Finden sich erhöhte Werte im Blut, kann das auf eine Harnstauung durch ein Abflusshindernis, z. B. eine vergrößerte Prostata, hindeuten.

Seien Sie also nicht irritiert, wenn Ihr Arzt diese und andere Laboruntersuchungen ansetzt – viele Diagnosen, insbesondere auch die eines Krebses, sind ein Mosaik aus zahlreichen Befunden.

Gewebeentnahme aus der Prostata

Veränderte Blutwerte sind noch kein Beweis für einen Tumor. Daher kommt der Untersuchung von Gewebeproben die größte Bedeutung zu. Liegt ein auffälliger Tastbefund der Prostata vor, so muss zur Absicherung der Diagnose einer bösartigen Erkrankung eine Gewebeentnahme aus der Prostata erfolgen.

Übrigens: Bei 75 Prozent der Männer mit einem unauffälligen Prostata-Tastbefund und einem leicht erhöhten PSA-Wert ergibt die Biopsie keinen Krebs!

Ist nur der PSA-Wert im Blut erhöht, so wird Ihr Urologe zunächst alle Ursachen, die das bewirkt haben könnten, ausschließen. Lag das Messergebnis bei unauffälliger Prostata nur leicht über dem normalen Wert – also in der »Grauzone« zwischen vier und zehn ng/ml (vgl. Seite 132) – und ist der Anteil des freien PSA am Gesamt-PSA eher niedrig, kann der Arzt entweder gleich eine Biopsie vorschlagen oder im Abstand von sechs Wochen bis drei Monaten eine Kontrolluntersuchung durchführen und sich erst bei erneut angestiegenen Werten zur Gewebeentnahme entschließen. Ist der PSA-Wert von vornherein sehr hoch (über zehn ng/ml), wird Ihr Arzt auf jeden Fall zur Biopsie raten. Denn nur so kann er die Diagnose einer bösartigen Prostataveränderung sichern. Tastbefund und PSA-Wert geben lediglich Hinweise!

Achtung

Bei allen vorgestellten Verfahren können nach der Probenentnahme in seltenen Fällen eine Infektion der Prostata, Blut oder Blutklümpchen im Urin, eine Harnsperre oder eine Enddarmblutung auftreten.

Um eine Infektion zu vermeiden, wird Ihnen der Arzt ein Antibiotikum verschreiben, das Sie für ein bis zwei Tage vor der Untersuchung einnehmen.

Damit die ständige unverantwortliche Verunsicherung von Patienten aufhört, möchte ich vorab Folgendes klar und deutlich sagen: Durch die Gewebeentnahme kommt es zu **keiner** Streuung der Erkrankung (Krebszellenaussaat) in den Körper. Ebenso wenig geschieht dies bei der Entfernung eines Prostatatumors durch die Harnröhre. Dass sich bösartige Zellen im Stichkanal der Gewebeentnahme ansiedeln, ist so gut wie ausgeschlossen. Dagegen ist es sehr viel wahrscheinlicher, durch einen unentdeckt bleibenden Tumor Schaden zu erleiden.

Für die Gewebeentnahme stehen drei Methoden zur Verfügung, die alle nicht oder nur wenig schmerzhaft sind. Sie können ohne bzw. mit örtlicher Betäubung ambulant – also ohne Klinikaufenthalt – durchgeführt werden: die Prostatabiopsie vom Enddarm und vom Damm aus sowie die Feinnadelpunktion vom Enddarm aus.

Prostatabiopsie vom Enddarm aus

Sie ist die häufigste Biopsiemethode, da die Gewebeproben, die sie liefert, unter dem Mikroskop am besten auszuwerten sind. Heute wird sie nur noch unter transrektaler Ultraschallkontrolle durchgeführt, weil dadurch die »Treffsicherheit« der Entnahme wesentlich größer ist. Außerdem können während der Ultraschalluntersuchung auffällige Prostatabezirke auch gezielt anvisiert werden. Auf die längliche Ultraschallsonde wird eine Führungshilfe für die Biopsie-Hohlnadel aufgesetzt. Der Arzt führt das Gerät zusammen mit der Nadel in den Enddarm ein (s. Abb. 14) und kann auf einem angeschlossenen Monitor die Lage der Prostata genau erkennen.

Der Stanzvorgang selbst geschieht innerhalb von Sekundenbruchteilen: Die federgetriebene Hohlnadel wird mit einer »Biopsiepistole« ins Prostatagewebe »eingeschossen«. Wenn die Hohlnadel – sie weist übrigens nicht einmal die Dicke einer Kugelschreibermine auf – in die Prostata eindringt, schiebt sich der innere Nadelteil vor und öffnet sich. Beim Zurückziehen wird ein kleiner **Gewebezylinder** entnommen und in das Innere der Nadel eingebracht. Diese Gewebeprobe wird dann von einem *Pathologen* (Spezialist für feingewebliche Analysen) mikroskopisch untersucht.

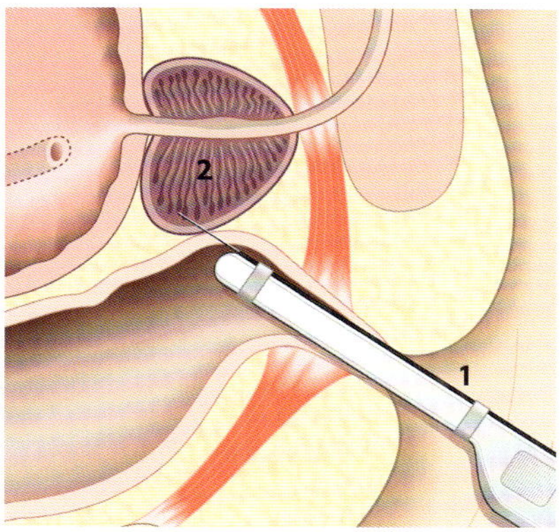

Abb. 14 Prostatabiopsie vom Enddarm aus: Unter Sichtkontrolle und über eine Führungshilfe auf der Ultraschallsonde (1) kann der Arzt die Biopsienadel so steuern, dass er aus verschiedenen Bereichen der Prostata (2) Gewebeproben erhält.

Um die Wahrscheinlichkeit einer richtigen Diagnose zu erhöhen, entnimmt der Arzt so genannte *Randombiopsien* (engl. *random = zufällig*): Er sticht an jedem Seitenlappen der Prostata mindestens drei, besser sechs kleine Gewebezylinder aus dem unteren, mittleren und oberen Bereich aus. Somit gewinnt er insgesamt sechs bis zwölf Gewebeproben, weswegen diese Vorgehensweise auch »Sextantenbiopsie« genannt wird. Sie ist wichtig, um die Ausdehnung der Geschwulst später richtig einschätzen zu können. Wenn sich die genaue Lage des Tumors – ab einer Größe von einigen Millimetern – per Ultraschall ausmachen lässt, werden zusätzlich mehrere Proben **direkt** aus der Wucherung entnommen. Der Pathologe erhält also mindestens sechs, besser zwölf Gewebezylinder zur Untersuchung. Für diesen Eingriff wird die Schleimhaut des Enddarms mittels eines Zäpfchens und eines Gels betäubt.

Anhand der bei einer Prostatabiopsie entnommenen Gewebeproben kann der Pathologe nicht nur feststellen, ob es sich um Krebs handelt, sondern auch beurteilen, wie bösartig der Tumor ist, d. h. wie schnell er wächst.

Prostatabiopsie vom Damm aus

Bei diesem Verfahren werden ebenfalls mit Hilfe einer Hohlkanüle kleine **Gewebezylinder** aus der Prostata gewonnen. Da die Prostatabiopsie vom Damm aus schmerzhaft ist, erfordert sie eine örtliche Betäubung. Mit dem Zeigefinger ertastet der Urologe zunächst die Prostata vom Enddarm aus und führt dann parallel dazu, durch einen Einstich in den Damm, die Nadel in die Prostata. Er vermeidet dabei sorgfältig jede Verletzung der Darmwand.

Eine Kontrolle durch transrektalen Ultraschall ist hier nicht möglich, weil die Sonde nicht so platziert werden kann, dass die biopsierten Gebiete in der Bildebene zu liegen kommen. Deshalb wird diese Methode kaum noch angewandt.

Feinnadelpunktion vom Enddarm aus

Dazu streift der Urologe eine Führungshilfe für die etwa fadendünne Feinnadel über den Zeigefinger und ertastet anschließend die Prostata vom Enddarm. Nachdem er die Nadel in die Prostata eingestochen hat, gewinnt er durch Ansaugen **Gewebezellen**.

Mehrfache Einstiche an verschiedenen Stellen erhöhen die Wahrscheinlichkeit, bösartig veränderte Zellen zu erreichen. Gewöhnlich wird jeder der beiden Seitenlappen der Prostata ein- bis viermal punktiert, sodass insgesamt zwei bis acht Präparate an ein Speziallabor gehen. Die in eine Spritze eingesaugte Flüssigkeit mit den enthaltenen Prostatazellen wird dort auf Glasplättchen ausgestrichen, fixiert und vom *Zytologen* (Laborarzt, der sich auf Zelluntersuchungen spezialisiert hat) begutachtet. Die Beurteilung der Proben erfordert allerdings einen besonders erfahrenen Zytologen, da oft nur wenige Zellen vorhanden oder verändert sind. Die Feinnadelpunktion wird ohne transrektale Ultraschallkontrolle durchgeführt und bietet daher nicht die Möglichkeit, verdächtige Prostatabezirke gezielt zu punktieren. Infolgedessen ist sie viel ungenauer als die Prostatabiopsie vom Enddarm aus.

Die Feinnadelpunktion lässt sich ohne jede Betäubung durchführen. Sie ist nicht schmerzhaft, allenfalls unangenehm.

Weitere Untersuchungen

Ergänzend zu den schon beschriebenen kann Ihr Arzt – je nach Notwendigkeit im Einzelfall – noch folgende andere Untersuchungen bei Ihnen vornehmen.

Zusätzliche Diagnoseverfahren bei Verdacht auf Prostatakrebs

→ Äußere Ultraschalluntersuchung
→ Transrektaler Ultraschall
→ Röntgenaufnahmen
→ Spezialuntersuchungen zum Auffinden von Tochtergeschwülsten im Körper

Ausführliche Informationen zur Funktionsweise und Durchführung von Ultraschalluntersuchungen finden Sie im Kapitel »Die gutartige Prostatavergrößerung« ab Seite 51.

Äußere Ultraschalluntersuchung
Auf dem Ultraschallbild, das vom Unterbauch aus aufgenommen wird, lassen sich die Nieren sowie die gefüllte Blase gut erkennen. Die Prostata kann dagegen von der Bauchdecke aus nur ungenügend beurteilt werden. Meist ist es dem Arzt zwar möglich, eine Vergrößerung zu diagnostizieren; ob es sich um eine gutartige oder bösartige Veränderung handelt, kann er so aber nicht unterscheiden.

Der Füllungsgrad der Blase nach dem Wasserlassen gibt Aufschluss über eine Restharnbildung. Eine Harnstauung der Nieren wäre ebenfalls deutlich sichtbar. Um die Nieren selbst besser betrachten zu können, wird der Arzt die Ultraschallsonde, wenn erforderlich, auf den Lenden oder sogar auf dem Rücken platzieren.

INFO

Bei einem erhöhten PSA-Wert im Blut und einem auffälligen Tastbefund kann eine transrektale Ultraschalluntersuchung dem Arzt zusätzliche Hinweise darauf geben, ob tatsächlich ein Tumor vorliegt.

Transrektaler Ultraschall
Mit Hilfe einer in den Enddarm eingeführten Ultraschallsonde sind Umriss und innere Struktur der Prostata genau zu erkennen. Steine und Entzündungen kann der Arzt feststellen. Eine Unterscheidung zwischen gutartig und bösartig verändertem Gewebe ist allerdings nicht exakt möglich, jedoch lassen bestimmte Echobilder eine Prostatageschwulst vermuten. Durch den Einsatz des transrektalen Ultraschalls kann, wie erwähnt, die Gewebeentnahme aus den verdächtigen Drüsenbezirken (vgl. Seite 135–139 und Abb. 14) gezielter vorgenommen werden.

Spezialuntersuchungen mit dem transrektalen Ultraschall wie die Durchblutungsmessung der Prostata *(Dopplerverfahren)*, die Anwendung von *Kontrastmitteln* oder die *Elastographie* können Zusatzinformationen liefern.

Insbesondere die Durchblutungsmessung – Tumoren sind meist stärker durchblutet als gesundes Gewebe – weist zusammen mit den Echomustern innerhalb der Prostata auf verdächtige Bereiche hin. Mit Ultraschallkontrastmitteln kann auch eine veränderte Echogenität (d.h. die Fähigkeit, das Schallsignal zu reflektieren) von Tumoren festgestellt werden. Tumoren weisen auch eine veränderte Dichte und damit Elastizität gegenüber gutartigem Gewebe auf (Ultraschall-Elastographie).

Die *Spektroskopie* der Prostata zusammen mit einem *transrektalen Kernspin* (MR) können Hinweise auf Tumorgewebe ergeben, sind jedoch derzeit noch in der Testphase, ebenso wie das *PET-CT* (Positronen-Emissionstomographie kombiniert mit einer Computertomographie). Hierzu wird die radioaktive Substanz 11-Cholin verabreicht, die sich vermehrt in Tumoren, insbesondere dem Prostatakarzinom, anreichert. So können Tumoren in der Prostata, aber auch vor allem Metastasen nachgewiesen werden.

Röntgenaufnahmen
Röntgenbilder ohne Kontrastmittel sind für das Erkennen eines Prostatakrebses von untergeordneter Bedeutung. Sie können allerdings Komplikationen des Tumors sichtbar machen, indem sie z.B. Verkalkungen der Prostata sowie Veränderungen in den Skelettknochen (Metastasen) darstellen. Kurz nach dem Einspritzen von Kontrastmittel in eine Armvene (vgl. Seite 55) kann der Arzt die Nierenfunktion sowie den Harntransport in die Blase beurteilen. Harnstauungsnieren und Einengungen eines oder beider Harnleiter durch die Geschwulst werden deutlich. Eine Aufnahme nach dem Wasserlassen belegt, ob und wie viel Restharn in der Blase verbleibt.

Spezialuntersuchungen zum Auffinden von Tochtergeschwülsten im Körper
Der sichere diagnostische Nachweis einer Krebswucherung in der Prostata ist wichtig, aber noch nicht ausreichend. Der Arzt muss

Eine neue, derzeit noch experimentelle Methode ist die *Lymphknotenszintigraphie*. Sie zeigt dem Arzt während einer Operation, ob und welche Lymphknoten vom Tumor befallen sind. Dazu wird kurz vor der Operation in die Prostata eine schwach radioaktive Flüssigkeit gespritzt, die entlang der Lymphbahnen zu den benachbarten Lymphknoten wandert. Befallene Lymphknoten geben sich im Szintigramm durch stärkere »Färbung« zu erkennen.

Viel versprechend für die Suche nach Metastasen vor allem in kleinen Lymphknoten scheint eine weitere neue Technik zu sein. Dafür wird ein Kontrastmittel gespritzt, das mikroskopisch kleine *supermagnetische* Teilchen enthält. Anhand des Musters, in dem sich die Teilchen in den Lymphknoten anreichern, lässt sich mit einem hoch auflösenden *Kernspin* beurteilen, ob die Lymphknoten befallen sind.

für sein Therapiekonzept wissen, ob und inwieweit andere Organe eventuell miterkrankt sind. Wie jede Geschwulst kann auch der Prostatatumor Metastasen absiedeln. Typische Orte für Tochtergeschwülste des Prostatakrebses sind die Skelettknochen, die Lymphknoten im Becken neben der Blase, die Lunge und eventuell die Leber. Eine korrekte Behandlung des Krebses richtet sich nach der Ausdehnung des Tumors und dem Ergebnis der Gewebeuntersuchung. Auch Alter und Allgemeinzustand seines Patienten sowie das Vorhandensein von Absiedlungen des Krebses in anderen Organen muss der Arzt beachten.

Um Tochtergeschwülste zu finden, werden neben der bewährten Röntgenuntersuchung auch modernere Verfahren eingesetzt. Mit Hilfe nuklearmedizinischer Methoden wie z. B. einer *Knochenszintigraphie* lassen sich Knochenmetastasen nachweisen. Hierbei werden geringe Mengen schwach radioaktiver Elemente (*Isotope*) in die Blutbahn injiziert. In den Knochenbereichen, in denen die Stoffwechselaktivität durch einen Tumor erhöht ist, reichert sich die radioaktive Substanz an. Dies kann durch eine Spezialkamera gemessen und bildlich dargestellt werden (*Szintigramm*). Eine Spezialuntersuchung ähnlich wie das vorher beschriebene 11-Cholin-PET ist das FDGP-PET. Diese Untersuchung weist ähnlich einer konventionellen Knochenszintigraphie Absiedlungen des Tumors im Knochen nach, ist jedoch genauer und kann zur exakten Lokalisation und Beurteilung der Ausdehnung der Metastasen noch mit einer Computertomographie verknüpft werden. Zusätzlich gibt es die Möglichkeit von Röntgenaufnahmen. Schichtbilder des Körpers oder einzelner Körperbereiche mittels *Computertomographie* (*CT*), *Kernspintomographie* (kurz *Kernspin* bzw. *MRT* für *Magnetresonanztomographie*) oder *transrektaler Kernspintomographie* sind speziellen diagnostischen Fragestellungen vorbehalten und keinesfalls bei jedem Patienten mit Prostatakrebs erforderlich. Eine bösartige Geschwulst innerhalb der Prostata lässt sich auf CT- und Kernspin-Aufnahmen nicht erkennen. Steht die Diagnose Prostatakrebs jedoch bereits fest und liegt der PSA-Wert über 20 ng/ml (vgl. Seite 132), können diese Untersuchungen eingesetzt werden, um nach vergrößerten Lymphknoten im Beckenbereich, also in der Umgebung der Prostata, zu suchen.

Die Behandlung des Prostatakrebses

Kaum ein anderes Krebsleiden des Menschen weist wohl eine derartige Vielzahl von Erscheinungsformen auf wie der Prostatakrebs. Meist wächst er äußerst langsam, verhält sich also wenig bösartig, selten kann er aber auch aggressiver sein, sich rasch vergrößern und Metastasen setzen. Daraus ergibt sich die Notwendigkeit verschiedener Behandlungswege. Denn die Therapie hängt wesentlich vom jeweiligen Stadium des Prostatakrebses und den zu erwartenden Folgen in der Zukunft ab.

Ein einmal diagnostizierter Tumor bei einem älteren Mann ist häufig eine lebens**begleitende** und **keine** lebens**einschränkende** Erkrankung. Unter bestimmten Voraussetzungen kann es deshalb auch sinnvoll sein, zunächst nichts gegen den Tumor zu unternehmen, sondern einfach nur abzuwarten und dabei genau zu beobachten, wie sich der Krebs entwickelt. Im Englischen wird dieses Vorgehen als *Wait and See* oder *Watchful Waiting* (übersetzt etwa *Abwarten und Zusehen* bzw. *Wachsames Abwarten*) bezeichnet. Der Begriff *active surveillance* (aktive Überwachung) gibt dieses Beobachten der Krankheit jedoch exakter wieder.

Mit verschiedenen Medikamenten, Operation oder Bestrahlung kann die Geschwulst meist gut »in Schach gehalten« werden, ohne

INFO

Das Stadium eines Prostatakrebses bestimmt der Arzt anhand der so genannten *TNM-Klassifikation*: *T* steht für die Größe des Tumors, *N* für Anzahl und Lage der befallenen Lymphknoten (lat. *nodus = Knoten*), *M* für das Auftreten von Metastasen im Körper.

Ein Tumor im Stadium T1 oder T2 beispielsweise ist auf die Prostata begrenzt, N1 bedeutet, dass bereits die umgebenden Lymphknoten befallen sind, und M1, dass sich Fernmetastasen gebildet haben.

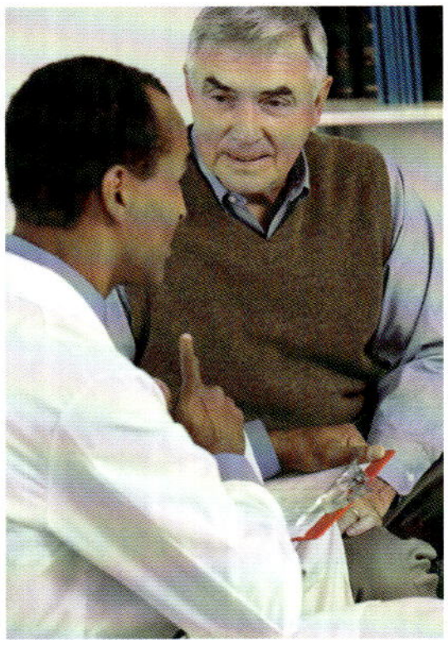

dass der Betroffene eine wesentliche Einschränkung seiner Lebensqualität erfährt oder letztlich daran verstirbt. Dabei gilt die Grundregel: Ein örtlich begrenzter Tumor erfordert eine *lokale* (örtlich ansetzende), ein im ganzen Körper verstreuter Tumor eine *systemische* (den ganzen Organismus einbeziehende) Therapie.

Zur Behandlung des örtlich begrenzten Prostatakrebses gibt es zwei Verfahren, die eine vollständige Heilung zum Ziel haben:

→ die komplette chirurgische Entfernung der Prostata und eventuell befallener Lymphknoten;
→ die Strahlentherapie, d. h. Bestrahlung der Prostata von außen und/oder von innen.

Ihr Urologe wird Ihnen genau erklären, welche Behandlungsmöglichkeiten für Ihre Erkrankung zur Verfügung stehen, und zusammen mit Ihnen entscheiden, welches Verfahren sich in Ihrem Fall am besten eignet. Scheuen Sie sich nicht, nachzufragen, wenn Ihnen etwas unklar ist!

Kontrolliertes Abwarten

Ein solches Vorgehen kommt vor allem für Männer in höherem Lebensalter oder auch für jüngere Männer mit schweren Begleiterkrankungen in Frage, die aufgrund ihres Gesundheitszustandes nicht operiert werden können und nur einen kleinen, wenig bösartigen Tumor in der Prostata haben. Gerade bei Männern über 70 Jahre wächst dieser Krebs oft sehr langsam; in ihrem Fall erweisen sich daher häufig andere Erkrankungen als lebensbestimmender. Allerdings ist es schwierig, die Bösartigkeit eines Tumors – und damit die Geschwindigkeit, mit der er wächst – immer richtig einzuschätzen. Das Abwarten birgt also ein gewisses Risiko; deshalb wird der Arzt eher selten dafür plädieren. Zunächst wird vierteljährlich der Lokalbefund durch Ertasten der Prostata, transrektalen Ultraschall und Bestimmung des PSA-Wertes kontrolliert. Eine Prostatabiopsie ist nach einem Jahr notwendig. Diese Untersuchungen dienen zur Beurteilung, ob und wie schnell der Tumor wächst und ob der Tumor aggressiver wird (histologische Aufarbeitung der Gewebeentnahme aus der Prostata). Bei etwa 30 Prozent aller so beobachteten Patienten muss eine aktive Therapie begonnen werden, da der Tumor zunächst fälschlicherweise als harmlos eingeschätzt worden war.

INFO

Bei der transurethralen Resektion der Prostata (TURP, vgl. Seite 76) wird nicht das gesamte Tumorgewebe erfasst, denn die Randbezirke und die Kapsel der Prostata sind von der Harnröhre aus nicht erreichbar und bleiben bei der Ausschälung zurück.

Eine Ausschälung der Prostata durch die Harnröhre (TURP) – normalerweise der »Standardeingriff« zur Beseitigung einer gutartigen Prostatahyperplasie – kann bei einer Verengung der Harnröhre Erleichterung schaffen. Zur vollständigen Entfernung eines Prostatakrebses, auch wenn er noch auf die Prostata begrenzt ist, eignet sich diese Operation allerdings nicht. Beschwerden durch die Geschwulst, wie etwa Probleme beim Wasserlassen, Restharnbildung, eine Blutung aus der Prostata oder ein Harnstau, lassen sich jedoch damit beheben.

Vollständige Entfernung der Prostata

Hat sich nach gründlicher Diagnostik bestätigt, dass der Krebs nur die Prostata befallen hat, also noch nicht in die benachbarten Gewebsregionen hineingewuchert ist und noch keine Metastasen gesetzt hat, dann wird – zumindest bei Männern unter 75 Jahren – in der Regel die ganze Prostata und damit das gesamte Tumorgewebe durch eine *radikale Prostatektomie* entfernt.

Bei noch älteren Männern ist diese relativ große, offene Operation durch einen Bauchschnitt meist nicht erforderlich, da der Tumor bei ihnen langsamer wächst (s. Seite 117).

Als »radikal« wird der Eingriff bezeichnet, weil die Prostata samt der Kapsel, den an der Rückseite der Drüse liegenden Samenbläschen, den Endstücken der Samenleiter und den eventuell befallenen Lymphknoten herausgenommen wird. Bei der Operation **gutartiger** Prostatawucherungen bleiben neben der Kapsel die unerreichbaren Randbezirke der Prostata sowie Reste von Adenomgewebe erhalten (vgl. Seite 77). So kann es vorkommen, dass sich trotz erfolgreicher Operation der gutartigen Vergrößerung später ein Krebsleiden in der Prostata entwickelt. Das hat nichts mit dem vorhergegangenen Eingriff zu tun; es handelt sich einfach um eine zweite, **andere** Krankheit am Restorgan.

INFO

Am häufigsten wird die Operation über einen Bauchschnitt vorgenommen (*suprapubische* oder *retropubische* radikale Prostatektomie). Möglich ist der Zugang zum Operationsgebiet aber auch durch einen Dammschnitt (*perineale* radikale Prostatektomie) oder durch das *Laparoskop* (mehr dazu ab Seite 151). Der Arzt wird mit Ihnen besprechen, welches Verfahren sich für Sie persönlich am besten eignet.

Die Ausschälung der gutartigen Geschwulst lässt sich, wie erwähnt, mit dem Aushöhlen einer Apfelsine vergleichen. Das Fruchtfleisch (Drüsengewebe) wird herausgelöst, die Schale (Kapsel) mit den Randbereichen bleibt zurück. Bei der radikalen Prostatektomie wird die »Schale« mit entfernt, die ganze »Frucht« verschwindet also. Mehr noch: Auch der »Stiel« der Apfelsine, ein Stück der Harnröhre, fällt dem Skalpell zum Opfer. Die entstandene Lücke wird überbrückt, indem der Arzt die Harnblase direkt mit dem Reststück der unteren Harnröhre verbindet (s. Abb. 15). Anschließend wird meist für vier bis acht Tage ein Katheter durch die Harnröhre gelegt, bis Blase und Harnröhre wieder fest miteinander verwachsen sind. Nach der Operation muss der Pathologe beurteilen, ob die Schnittränder der herausgenommenen Prostata und der Samenbläschen tumorfrei sind (vgl. Seite 159). Zur Sicherheit entfernt der Urologe auch die benachbarten Lymphknoten. In den Lymphabflussbahnen können sich als Erstes Tochtergeschwülste absiedeln, die dann trotz Operation der Prostata den Krebs weiterwuchern lassen. Die Lymphknoten werden noch während der Operation in einer Schnellschnittuntersuchung vom Pathologen auf Krebsbefall überprüft; besonders schnell lassen sie sich mit Hilfe eines neu entwickelten Verfahrens, der **Lymphknotenszintigraphie** (s. Seite 142), beurteilen.

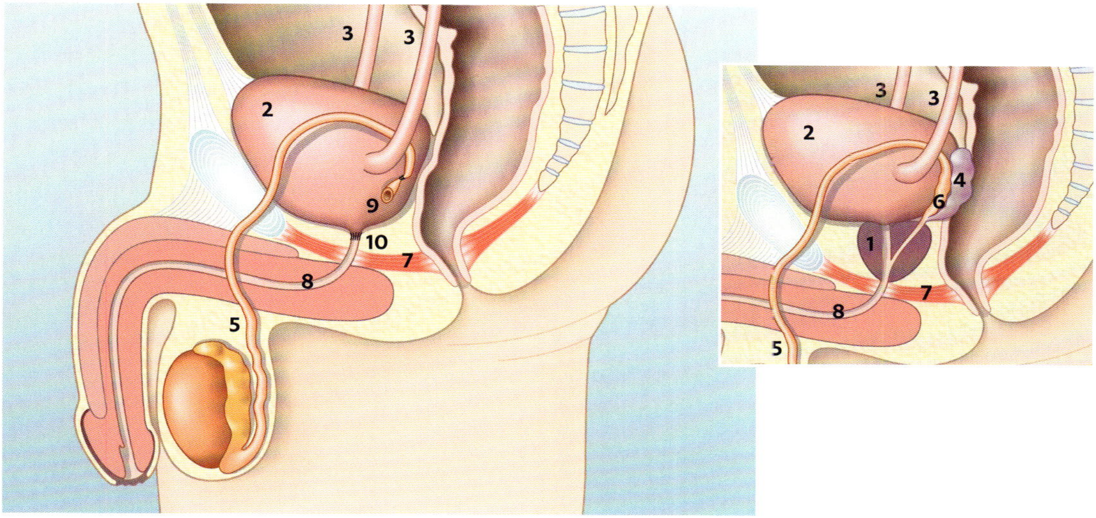

Abb. 15 Radikale Prostatektomie: Nach der Entfernung von Prostata, Samenbläschen und Endstücken der Samenleiter (»Ampullen«, s. Seite 23f. und Abb. 3) wird die Blase an die verbleibende Harnröhre angenäht (im kleinen Bild Harnwege und Geschlechtsorgane beim Gesunden zum Vergleich). Prostata (1), Blase (2), Harnleiter (3), Samenbläschen (4), Samenleiter (5), »Ampulle« (6), äußerer Blasenschließmuskel (7), Harnröhre (8), unterbundener Samenleiter (9), Blasen-Harnröhren-Naht (10).

Wie diese Beschreibung zeigt, ist die totale Prostata-Entfernung ein größerer Eingriff. Ihr Vorteil liegt darin, dass die Geschwulst vollständig entfernt wird und damit keine Gewebereste mehr vorhanden sind, die vielleicht später erneut an Prostatakrebs erkranken könnten. Eine größere Operation birgt aber auch die Gefahr beträchtlicher Begleiterscheinungen, ja Komplikationen. Bei der Prostata-Entfernung machen vor allem die Nachbarschaftsbeziehungen der Drüse zu anderen Organen Probleme. Sie grenzt an den Blasenschließmuskel, den Enddarm und die wichtigen Gefäß-Nerven-Bündel, die zum Penis ziehen.

Etwa 1 bis 5 Prozent der Männer leiden nach einer kompletten Prostata-Entfernung unter Harninkontinenz infolge einer Schließmuskelverletzung.

Bei der Operation kann in seltenen Fällen, besonders wenn der Tumor groß ist, der willentlich steuerbare, äußere Schließmuskel der Blase verletzt werden. Er liegt unmittelbar unterhalb der Prostata und umschließt die Harnröhre. Wird die Blase nach Entfernung der Prostata wieder an die Harnröhre angenäht, sorgt normalerweise der intakte Schließmuskel dafür, dass der Betroffene den Urin halten kann (s. Abb. 15). Bei einer Verletzung des Schließmuskels während der Operation kommt es zum **unwillkürlichen Harnabgang (Harninkontinenz)**. Abhilfe kann bei diesen Patienten dann nur ein künstlicher Schließmuskel schaffen, der um die Harnröhre herum eingepflanzt wird.

Nur durch die radikale Prostatektomie ist es möglich, die Geschwulst ganz aus dem Körper zu entfernen. Für Sie als betroffener Mann hat das natürlich auch psychologische Bedeutung: Sie leben nun ohne einen Tumor im Körper, der ansonsten ständig beobachtet und untersucht werden müsste. Das rechtfertigt sicherlich auch die möglichen Begleiterscheinungen und Konsequenzen der Operation, die hier beschrieben werden.

Mögliche Komplikationen nach einer radikalen Prostata-Operation

- → Harninkontinenz (unwillkürlicher Harnabgang)
- → Verletzung des Enddarms
- → Impotenz (Verlust der Erektionsfähigkeit)

Eine neue Operationsmethode zur Behebung der Inkontinenz ist die Einpflanzung einer Schlinge um die Harnröhre. Hierzu wird von einem kleinen Schnitt im Dammbereich aus eine Schlinge (sog. Male sling) um den hinteren Bereich der Harnröhre gelegt und nach oben zu beiden Seiten gezogen. Der hintere Teil der Harnröhre, der nach der radikalen Prostataentfernung nach unten gefallen war, liegt dadurch in einer Art Hängematte und wird so wieder hochgezogen. Mit dieser minimal invasiven Methode lassen sich erhebliche Verbesserungen bei teilweiser Inkontinenz erzielen. Patienten mit vollständiger Inkontinenz (d.h. Männer, die gar keinen Urin mehr halten können) profitieren leider von dieser Methode wenig.

Je nach der örtlichen Ausdehnung des Tumors wird bei der Operation gelegentlich der **Enddarm verletzt**. Das ist kein Fehler des operierenden Arztes, sondern durch die Größe der Geschwulst bedingt. Ein kleines »Leck« in der Darmwand wird vernäht und heilt in den allermeisten Fällen aus.

Direkt neben der Prostata ziehen auf beiden Seiten Blutgefäße und Nerven zum Penis. Die Nerven sind auch für die Potenz verantwortlich. Bis vor wenigen Jahren wurden Gefäße und Nerven mit der Prostata entfernt, was bei allen betroffenen Männern zur **Impotenz** führte. Durch eine verfeinerte Operationstechnik ist es jetzt möglich, die Gefäß-Nerven-Bündel neben der Prostata zu schonen – jedoch nur dann, wenn der Tumor nicht seitlich über die Prostata hinaus oder an die Nerven heranwächst. Ist der Tumor sehr klein und befindet sich nur innerhalb der Drüse, so können die Nerven beider Seiten und damit bei 70 Prozent aller Männer die Erektionsfähigkeit erhalten werden. Liegt der Tumor auf einer Seite der Prostata, bleibt der Nerv auf der Gegenseite intakt, und die Wahrscheinlichkeit, dass eine Erektion weiterhin möglich ist, sinkt auf 30 bis 50 Prozent. Es kann allerdings Monate bis Jahre dauern, bis sich die Potenz von dem Eingriff »erholt« hat. In der großen Mehrzahl aller Fälle hat sich die bösartige Geschwulst aber so weit ausgedehnt, dass auch die Nerven entfernt werden müssen.

Eine nach der Operation vorübergehend auftretende Harninkontinenz lässt sich durch gezielte Beckenbodengymnastik schneller wieder in den Griff bekommen. Tipps dazu ab Seite 184.

Oberstes Ziel der Behandlung muss es sein, die Geschwulst komplett zu beseitigen, selbst wenn das Risiko besteht, dass die Potenz dadurch beeinträchtigt wird. Leider gibt es in diesem Fall keine Alternative zur »radikalen« Lösung.

Folgeproblem Impotenz – was tun?

Auch nach einem Verlust der Erektionsfähigkeit (Fachbegriff: *erektile Dysfunktion*) gibt es noch Wege, wieder zu einer Gliedsteife zu gelangen. Welche der verschiedenen Behandlungsmethoden für Sie in Frage kommt, sollten Sie ausführlich mit Ihrem Arzt besprechen.

Eine Möglichkeit ist die **Schwellkörper-Autoinjektionstherapie (SKAT)**: Dabei spritzt sich der betroffene Mann selbst ein Medika-

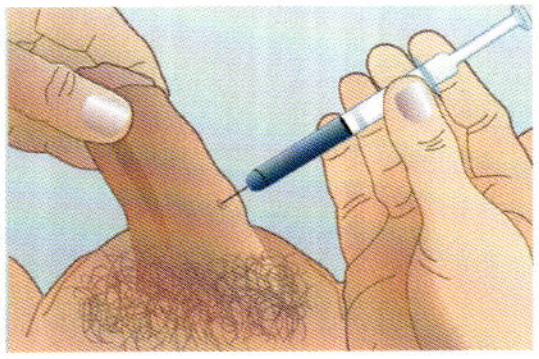

Schwellkörper-Autoinjektionstherapie

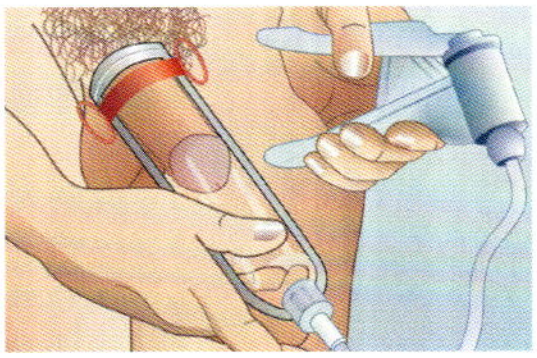

Vakuumpumpe

Info

Sildenafil, *Vardenafil* und *Tadalafil* gehören zur Substanzgruppe der *Phosphodiesterase-5-Hemmer*. Während Sildenafil und Vardenafil relativ schnell zu wirken beginnen (20 bis 30 Minuten nach Tabletteneinnahme), dauert es bis zu 2 Stunden, bis sich die Wirkung von Tadalafil bemerkbar macht. Dafür hält sie bis zu 36 Stunden an; bei Sildenafil und Vardenafil sind es ungefähr 4 bis 5 Stunden.

ment in den oberen Schwellkörper des Penis, das die Muskulatur erschlaffen lässt. Dadurch erweitern sich die Blut zuführenden Gefäße, was einen vermehrten Blutzustrom und damit eine Erektion auslöst. Mittlerweile steht der Wirkstoff *Alprostadil* auch als Tablette oder Zäpfchen zur Verfügung, die mit Hilfe eines Applikators in die Harnröhre eingebracht werden; eine Spritze ist dann nicht mehr nötig (**medikamentöses urethrales System zur Erektion = MUSE**).

Eine mechanische Erektionshilfe bietet die **Vakuumpumpe**, ein Plastikzylinder, der über den Penis gestülpt wird und mit Hilfe einer Handpumpe ein Vakuum erzeugt. Infolgedessen füllt sich der Schwellkörper mit Blut, und das Glied wird steif.

Bleiben diese beiden Methoden ohne Erfolg, kann ein **Penisimplantat** helfen: entweder eine mechanische Prothese, die bei einem chirurgischen Eingriff in den Penis eingepflanzt wird und wie eine Art »Führungsschiene« die Nachahmung der Erektion ermöglicht, oder eine hydraulische Prothese; sie funktioniert über eine im Hodensack implantierte Pumpe, die je nach Bedarf Flüssigkeit in ein in den Penis eingesetztes Reservoir leitet.

Eine Erektionsschwäche können auch die Medikamente *Sildenafil*, *Vardenafil* und *Tadalafil* beheben. Sie erweitern die Gefäße und verstärken so die Durchblutung des Penisschwellkörpers. Alle drei Substanzen wirken allerdings nur bei sexueller Stimulation, die wiederum über Nervensignale aus dem Gehirn gesteuert wird und intakte Nervenbahnen voraussetzt. Bedingung für ihren Erfolg ist deshalb, dass bei der radikalen Prostatektomie die Gefäß-Nerven-Bündel zumindest auf **einer** Seite intakt geblieben sind. Die Medikamente aktivieren die entsprechenden Nervenverschaltungen, fördern die Erektionsfähigkeit und halten damit Durchblutung und Elastizität des Schwellkörpergewebes aufrecht.

Bei schweren Herz-Kreislauf-Erkrankungen, die mit nitroglyzerinhaltigen Arzneimitteln (*Nitraten*) behandelt werden, dürfen Sildenafil, Vardenafil und Tadalafil nicht zum Einsatz kommen, da die kombinierte Einnahme von diesen Medikamenten und Nitraten zu lebensbedrohlichen Blutdruckabfällen führen kann.

Auch SKAT oder MUSE (Seite 149 f.) müssen regelmäßig angewendet werden, damit das Schwellkörpergewebe »fit« bleibt

Laparoskopische Lymphknotenentfernung
Um vor einer geplanten Prostata-Entfernung die umgebenden Lymphknoten auf bösartige Veränderungen zu untersuchen, kann der Arzt auch ein *Laparoskop* einsetzen: ein Endoskop (vgl. Seite 76 f.) zur Bauchspiegelung (Fachausdruck: *Laparoskopie*, von griech. *laparos* = *Bauchhöhle*). Dafür wird zunächst in Narkose durch einen winzigen Schnitt unterhalb des Nabels Kohlendioxid-Gas in den Bauchraum geleitet. Anschließend führt der Arzt durch weitere Schnitte kleine Endoskope ein, mit deren Hilfe er die Bauchhöhle ausleuchtet, und nimmt die Lymphknoten durch das Laparoskop heraus. Sie werden an ein Labor gesandt und dort vom Pathologen begutachtet. Wenn der Krebs sich nicht auf sie ausgebreitet hat, wird in einer zweiten, offenen Operation (oder – im gleichen Zuge – laparoskopisch, s. unten) die Prostata vollständig entfernt. Sind die Lymphknoten befallen, erübrigt sich die Operation: Der Tumor ist dann nicht mehr operabel. Diese Fälle sind aber eher selten. Ob sich der Krebs über die Prostata hinaus ausgebreitet hat, lässt sich vor allem an den Lymphknoten erkennen, die für die Lymphflüssigkeit die erste Filterstation nach der Prostata darstellen. Denn Krebszellen wandern mit der Lymphe zu diesen **»Wächter-Lymphknoten«**. Sind sie noch nicht befallen, steigen die Heilungschancen.

Eine *Lymphknotenszintigraphie* erlaubt dem Arzt die Begutachtung der Lymphknoten während einer Operation (vgl. Seite 142).

ACHTUNG

Wer wegen Bluthochdrucks und gutartiger Prostatavergrößerung mit einem *Alpha-Rezeptoren-Blocker* (s. Seite 71) behandelt wird, sollte nach der Einnahme mindestens sechs Stunden warten, bevor er zu Sildenafil, Vardenafil oder Tadalafil greift, um einen stärkeren Blutdruckabfall zu vermeiden.

Laparoskopische radikale Prostatektomie
Durch das Laparoskop kann der Arzt nicht nur die benachbarten Lymphknoten entfernen, sondern auch – wenn deren Schnellschnittuntersuchung durch den Pathologen keinen Krebsbefall ergeben hat – die gesamte Prostata mit Samenbläschen. Anschließend näht er, ebenfalls durch das Laparoskop, Blase und untere Harnröhre aneinander. Besonders schonend ist ein Vorgehen, bei dem das Bauchfell (und damit der Bauchraum) nicht eröffnet, sondern zusammen mit dem Darm nur beiseite gedrängt wird (die *endoskopisch-extraperitoneale* radikale Prostatektomie, EERPE). Die laparoskopische Entfernung der Prostata gilt mittlerweile als erfolgreiches Operationsverfahren und kann gleich gute Ergebnisse wie die offene radikale Prostatektomie erreichen. Eine auch in Zukunft noch verbesserte instrumentelle Technik und die wachsende Erfahrung mit der Methode lassen erwarten, dass sich die laparoskopische radikale Prostatektomie einen festen Platz im Operationsspektrum des Prostatakrebses erobern wird.

Die Vorteile des laparoskopischen Eingriffs: Das Blutungsrisiko und die Schmerzen sind in der Regel geringer, der Klinikaufenthalt ist möglicherweise kürzer als bei der offenen Operation.

Die roboter-assitierte Laparoskopie (Da Vinci-System) wird mit Hilfe eines Operationsroboters durchgeführt, der deutliche Vorteile gegenüber der einfachen Laparoskopie aufweist: Seine Greifärmchen und Zangen lassen sich besser und einfacher bewegen als die Instrumente bei der konventionellen Laparoskopie. Dieses Verfahren kann auch telemedizinisch angewandt werden, d. h. der Operateur bedient die Instrumente über den Computer und muss nicht am Ort der Operation sein. Es befindet sich noch in ständiger Weiterentwicklung, ist jedoch bereits so gut ausgereift, dass es deutliche Vorteile für den Patienten bietet.

Strahlentherapie

Energiereiche Strahlen können Körperzellen schädigen oder sogar abtöten. Besonders empfindlich reagieren Krebszellen auf eine Bestrahlung, denn sie sind bei weitem nicht so gut in der Lage wie gesunde Körperzellen, durch Strahlung entstandene Schäden an ihrer Erbsubstanz zu reparieren. Diesen wichtigen Unterschied macht sich die Strahlentherapie zu Nutze. Das Krebsgewebe wird zwar nicht entfernt, aber im Körper gleichsam unschädlich gemacht; allerdings lassen sich so auch nur örtlich – d.h. auf die Prostata – begrenzte Tumoren behandeln. Dabei gelingt es heute, die Strahlung ganz gezielt auf den Krebsherd zu richten, gesundes Gewebe weitgehend zu schonen und dadurch Nebenwirkungen zu verringern.

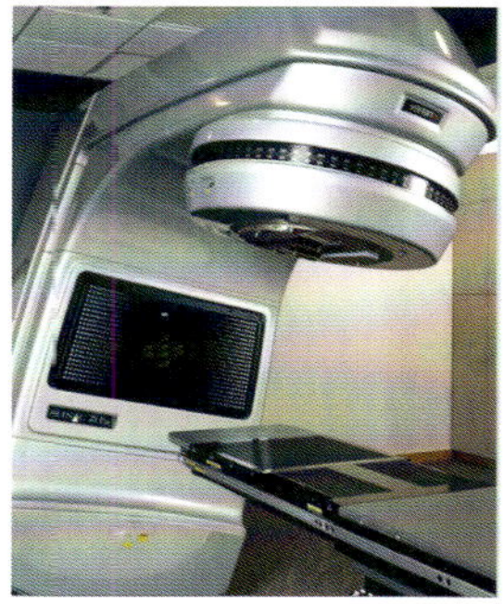

Die Strahlentherapie ist für die Betroffenen wenig belastend und kommt somit für diejenigen Männer in Frage, die nicht operiert werden können. Eine Inkontinenz ist selten, und – besonders wichtig – etwa 70 Prozent aller behandelten Männer behalten nach der Bestrahlung ihre Potenz. Der Nachteil dieser Therapie: Die Geschwulst verbleibt im Körper und kann erneut nachwachsen. Die Ergebnisse der Strahlentherapie sind deshalb alles in allem nicht so gut wie die der vollständigen Entfernung der Prostata durch Operation. Ihr Arzt wird Vorzüge und Nachteile der beiden Verfahren in Ihrem persönlichen Fall sorgfältig gegeneinander abwägen und gemeinsam mit Ihnen eine Entscheidung treffen. Für die **heilende** (*kurative*) Strahlentherapie gibt es heute zwei Einsatzmöglichkeiten: die Bestrahlung als **alleinige** Behandlungsmethode statt einer Operation und die zusätzliche, **unterstützende** Bestrahlung nach einer radikalen Prostatektomie.

INFO

Die Strahlentherapie wird nicht nur zur Heilung von Prostatakrebs (kurativ) angewandt, wenn eine Radikaloperation nicht möglich ist, sondern auch zur Bekämpfung von Tumorabsiedlungen in den Knochen. Mehr darüber lesen Sie auf Seite 176.

Voraussetzung für die Bestrahlung der Prostata von außen ist, dass die Beckenlymphknoten noch nicht vom Tumor befallen sind. Denn dann hätte der Krebs bereits Metastasen gebildet und wäre durch eine solche Strahlentherapie nicht mehr heilbar.

Um das herauszufinden, hat der Arzt zwei Möglichkeiten:

→ Er kann die Wahrscheinlichkeit des Befalls mit Hilfe einer Rechenformel aus dem PSA-Wert, der Tumorgröße und der Bösartigkeit des Tumors ermitteln (mit gewissem Restrisiko);
→ er kann die Lymphknoten entfernen (durch das Laparoskop oder – selten – durch einen Bauchschnitt) und begutachten lassen (sicherste Methode, vgl. Seite 151)

Alleinige Strahlentherapie
Die Bestrahlung wird der Arzt, wie erwähnt, in Betracht ziehen, wenn sich eine radikale Prostata-Entfernung nicht durchführen lässt, weil die Operation wegen des schlechten Allgemeinzustandes seines Patienten zu riskant ist. Zur Behandlung von Prostatakrebs sind verschiedene Arten der Bestrahlung möglich: die Bestrahlung von außen durch die Haut, die Bestrahlung von innen und die Kombination beider Methoden.

INFO

Eine zusätzliche Hormontherapie kann das Ergebnis der Bestrahlung verbessern: Dazu wird für mindestens drei Monate ein Hormonentzug mit *LH-RH-Agonisten, Flutamid* oder *Bicalutamid* durchgeführt (mehr zu diesen Medikamenten ab Seite 164). Dadurch schrumpft die Prostata. Bei der anschließenden Bestrahlung (von außen oder auch von innen) bekommen die einzelnen Tumorzellen möglicherweise mehr Strahlung ab.

Bestrahlung von außen
Hierbei wird die gesamte Prostata von einer Strahlenquelle außerhalb des Körpers bestrahlt. Dazu verwendet man einen Teilchenbeschleuniger. Er erzeugt hochenergetische Photonenstrahlen, die weit genug reichen, um tiefer liegende Tumoren zu behandeln. Das moderne computergestützte dreidimensionale Bestrahlungsverfahren erfordert eine sorgfältige Planung: Zunächst wird aus den Daten einer computertomographischen Untersuchung (CT, vgl. Seite 142) ein dreidimensionales Bild der Prostata errechnet. Entsprechend diesen Vorgaben steuert der Computer die Form des Strahlenbündels. Die große »Treffsicherheit« der Strahlen erlaubt eine hohe Dosierung. Die Gesamtmenge an Strahlung, die zur Vernichtung des Tumors notwendig ist, wird zur besseren Verträglichkeit auf viele Einzeldosen aufgeteilt, sodass sich die Therapie über

mehrere Wochen erstreckt. Weil die Strahlung auf ihrem Weg von der Körperoberfläche zur Prostata verschiedene Organe und Gewebe durchdringt, ist allerdings mit unerwünschten Nebenwirkungen zu rechnen. Vor allem können die Schleimhäute der benachbarten Organe Darm und Harnblase angegriffen werden, was bisweilen Darmentzündungen mit Durchfall oder Verstopfung, Blasenentzündungen und Harnwegsinfektionen hervorruft. Auch häufiger Harndrang und Schmerzen beim Wasserlassen (»Reizblase«) sind mögliche Folgen der Bestrahlung. Die Haut im bestrahlten Bereich ist manchmal wie bei einem Sonnenbrand gerötet. Alle diese Nebenerscheinungen klingen aber in der Regel einige Wochen bis Monate nach dem Ende der Behandlung wieder ab.

Bestrahlung von innen

Auch dieses Verfahren kann wie die Bestrahlung von außen nur dann zur Heilung führen, wenn sich der Krebs im Anfangsstadium befindet, also noch auf die Prostata beschränkt ist. Dazu werden radioaktive Strahler direkt in die Prostata eingebracht. Es handelt sich um kleine Stifte (*Seeds*, engl. für *Samenkörner* – größer sind sie nämlich nicht). Zunächst legt der Arzt unter Vollnarkose oder Rückenmarksbetäubung Hohlnadeln durch den Damm oder den Enddarm in die Prostata ein, die als Hülsen für die Stifte dienen. In diesen Hülsen werden anschließend die Seeds platziert. Mit Hilfe des rektalen Ultraschalls kontrolliert der Arzt, ob sie richtig sitzen. Nun werden die Seeds nach einer exakten, an ihrer Verteilung und an der Größe der Prostata orientierten Dosisberechnung **vorübergehend** mit der Strahlenquelle (Iridium) beladen und nach Sekunden bis Minuten wieder entfernt. Die kurzfristig abgegebene radioaktive Strahlung hat eine niedrige Reichweite, die sich genau auf die Prostata begrenzen lässt. In **hoher** Dosierung zerstört sie gezielt das Tumorgewebe, während gleichzeitig die umgebenden gesunden Organe geschont werden. Weil die Seeds erst

Der Fachausdruck für dieses Vorgehen lautet »Kurzdistanzbestrahlung« oder *Brachytherapie*. Der Wortteil *Brachy-* kommt aus dem Griechischen und bedeutet *kurz* oder *klein*.

Auch bei der Brachytherapie können Strahlenschäden am Enddarm und an der Blase auftreten, die sich in lästigen Blutungen, Durchfällen, einer »Reizblase« oder – selten – einer Harnsperre zeigen.

Falls Sie Beschwerden wie Durchfall oder Verstopfung nicht durch diese Ernährungstipps in den Griff bekommen, wenden Sie sich an Ihren Arzt: Er wird Ihnen geeignete Mittel verschreiben. Ohne Rücksprache mit ihm sollten Sie sich auf keinen Fall selbst mit Medikamenten behandeln!

Was Sie selbst gegen die Nebenwirkungen einer Strahlentherapie tun können

→ Bei Durchfall oder Verstopfung sollten Sie nicht zu Medikamenten greifen. Versuchen Sie stattdessen, Ihre Verdauung durch entsprechende Ernährung wieder zu normalisieren:

- Essen Sie bei Durchfall bevorzugt stopfende Nahrungsmittel wie z. B. altes Weißbrot, gekochten Reis, Kartoffeln, Haferflocken, Nüsse oder Schokolade; verzichten Sie auf stark säurehaltige und scharf gewürzte Speisen sowie auf frisches Obst (Ausnahme: Bananen).
- Bei Verstopfung sind Nahrungsmittel mit abführender Wirkung günstig, z. B. Vollkornbrot, Weizenkleie, Leinsamen, frisches Obst und Gemüse, Joghurt und Dörrpflaumen oder Feigen.

→ Trinken Sie reichlich – am besten zwei Liter Flüssigkeit täglich –, um Harnwegsinfekte zu verhindern, jedoch möglichst keine alkoholischen Getränke.

→ Bestrahlte Hautstellen brauchen wegen ihrer Empfindlichkeit besondere Pflege. Mechanische Reize wie Kratzen, Frottieren, scheuernde Kleidung, aber auch alkoholhaltiges Deo, Pflaster oder UV-Bestrahlung (z. B. Sonnenlicht) sollten tabu sein. Schmerzlindernder, entzündungshemmender Babypuder und Babyöl dagegen tun den beanspruchten Hautstellen gut.

nach Platzierung in der Prostata mit dem radioaktiven Iridium beladen werden, heißt die Technik auch *Afterloading* oder, aus dem Englischen übersetzt, *Nachlade*therapie. Die vorübergehende Beladung der Prostata mit hochradioaktiven Strahlen wird auch Hochdosis-Rate-Brachytherapie oder **h**igh **d**ose **r**ate-Brachytherapie (**HDR**-Brachytherapie) genannt.

Insgesamt sind die Nebenwirkungen jedoch trotz höherer Strahlendosis geringer als bei der Bestrahlung von außen. Das bedeutet weniger Belastung für die Patienten.

Eine andere Variante dieses Verfahrens, die sich ebenfalls nur zur Behandlung eines auf die Prostata beschränkten Tumors eignet, ist die **dauerhafte** (*permanente*) Implantation von **schwach** radioaktiven Palladium- oder Jod-Seeds in die Prostata. Die reiskorngroßen, mit Titan ummantelten Seeds transportiert der Urologe unter Ultraschallkontrolle mittels Hohlnadeln durch den Damm oder – seltener – durch die Harnröhre an Ort und Stelle. Dann werden die Hohlnadeln entfernt, während die Seeds in der Prostata verbleiben. Strahlendosis und Platzierung werden vorher durch ein Computerprogramm berechnet. Für den Eingriff, der wie auch das vorübergehende Implantieren von Stiften ambulant erfolgen kann, genügt eine örtliche Betäubung. Im Lauf der nächsten Wochen bis Monate geben die Seeds ihre Strahlung in die Prostata ab, bis keine Radioaktivität mehr vorhanden ist. Dieses Verfahren wird auch **LDR**-Brachytherapie oder **l**ow **d**ose **r**ate-Brachytherapie genannt. Die Wirksamkeit dieser Variante der Brachytherapie lässt sich wegen der fehlenden Langzeiterfahrungen in der Anwendung derzeit noch nicht abschließend beurteilen. Im Vergleich zur kurzfristigen Implantation von Seeds, die mindestens zwei Behandlungstermine erfordert, kommt die dauerhafte mit einer »Sitzung« aus. Damit die permanent eingesetzten Seeds nicht aus der Prostata in die Blase wandern oder in die Harnröhre geraten und dann vorzeitig mit dem Urin ausgeschieden werden, sind sie in spezielle Fäden integriert. Diese Fäden verhindern ein Verrutschen und lösen sich nach einigen Monaten selbst auf.

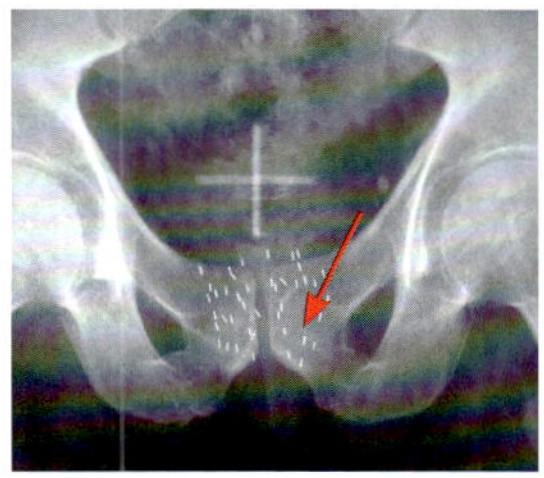

Röntgenaufnahme des Beckens. In der Mitte (Pfeil) sind die zahlreichen Seeds in der Prostata zu erkennen. Weil diese dauerhaft eingesetzten Stifte nur schwach strahlen, müssen möglichst viele »abgeworfen« werden. Ihre gleichmäßige Verteilung ist schwieriger als bei der kurzfristigen Afterloading-Therapie, die wegen deren hoher Strahlung mit wesentlich weniger Seeds auskommt.

Ein grundsätzliches Problem der Brachytherapie ist die Entstehung so genannter *Cold Spots* (engl. *kalte Stellen*) in der Prostata. Das sind Bereiche, die durch eine unregelmäßige Verteilung der Seeds in der Drüse nicht ausreichend bestrahlt wurden, sodass Tumorzellen überleben und der Krebs erneut wachsen kann. Dieses Risiko ist bei vorübergehender Implantation sehr viel geringer als bei dauerhafter, da sich hier die wenigen Stifte in den Hohlnadeln gezielter in die Prostata einlegen lassen.

Kombinierte Bestrahlung von innen und außen

Zur Behandlung von Tumoren, die sich noch nicht über die Prostata hinaus ausgebreitet haben, aber anhand von Gewebeproben vom Pathologen als besonders bösartig, d. h. schnell wachsend, eingestuft wurden, kann der Arzt innere und äußere Bestrahlung miteinander kombinieren. Er beginnt mit dem Einpflanzen von Seeds in die Prostata, die im Afterloading-Verfahren mit radioaktiv strahlendem Iridium beladen und nach kurzer Zeit wieder entfernt werden. Die zur Zerstörung des Tumors erforderliche restliche Strahlendosis wird anschließend durch eine Bestrahlung von außen ergänzt. Dank der vorher erfolgten Brachytherapie kann die nun angewandte Dosis deutlich niedriger liegen, wobei die Strahlenmenge, die insgesamt auf die Prostata wirkt, der bei alleiniger Bestrahlung von außen entspricht.

Durch die Kombination der beiden Techniken erhöhen sich die Heilungschancen; gleichzeitig lassen sich so die Nebenwirkungen reduzieren.

Sehr gezielt kann ein Tumor auch mit Hilfe der *intensitätsmodulierten Strahlentherapie* bekämpft werden. Dabei kommen die Strahlen von außen aus verschiedenen Richtungen; durch die vom Computer berechnete unterschiedliche Strahlenintensität soll an allen Stellen des Tumors die optimale Dosis erreicht werden.

Wie im Kapitel Diagnostik erwähnt, eignen sich neuere Untersuchungsverfahren wie der transrektale Ultraschall mit Blutgefäßdarstellung (Power-Doppler) und Ultraschallkontrastmittel sowie insbesondere die transrektal durchgeführte Spektroskopie und die transrektale Magnetresonanztomographie gut, um tumorbefallene Bereiche innerhalb der Prostata darzustellen. Gelingt dies, so können insbesondere durch die HDR-Brachytherapie diese Tumorbereiche zusätzlich mit Hohlnadeln anpunktiert werden und mit

Hilfe von radioaktiven Seeds bestrahlt werden. Hierdurch lässt sich ohne vermehrte Nebenwirkungen eine höhere Herddosis auf den Tumor und damit sehr wahrscheinlich eine höhere Heilungsrate erreichen.

Unterstützende (adjuvante) Strahlentherapie
Hat ein Tumor die Organgrenze – also die Kapsel der Prostata – noch nicht überschritten, so sind nach einer radikalen Prostatektomie die Schnittränder der Prostata unter dem Mikroskop tumorfrei. Findet der Pathologe nach dem Eingriff mikroskopisch doch einen Befall der Schnittränder oder stellt sich bei der Operation heraus, dass der Tumor sich über die Kapsel hinaus auf die Samenbläschen ausgebreitet hat, kann eine Bestrahlung von außen das Fortschreiten des Krebses verhindern. Bestrahlt werden gezielt der Bereich um die Naht zwischen Blase und Harnröhre und das »Prostatabett«, also die Stelle, an der sich die herausgenommene Prostata (vgl. Seite 147) vorher befand. Mit der unterstützenden Strahlentherapie bei krebsbefallenen Schnitträndern nach einer radikalen Prostatektomie lassen sich nach bisherigen Erfahrungen ähnliche Heilungserfolge erzielen wie mit der radikalen Operation allein bei tumorfreien Schnitträndern. Eine abschließende Bewertung ist jedoch derzeit noch nicht möglich.

Noch eine Bemerkung zum Schluss: Die Strahlentherapie wird von erfahrenen Fachärzten und qualifiziertem Personal durchgeführt. Die modernen, computergesteuerten Geräte werden vor der Bestrahlung genau auf die vorher ermittelten Maße und Werte sowie auf die erforderliche Strahlendosis eingestellt und arbeiten dank umfassender Sicherheitsvorrichtungen sehr zuverlässig. Sie brauchen also keine Bedenken zu haben, wenn Ihr Urologe Ihnen zur Bestrahlung rät. Bevor es losgeht, wird der

INFO

Ein weiteres Einsatzgebiet der Strahlentherapie ist die Behandlung von Schmerzen, die beim fortgeschrittenen Prostatakrebs durch Knochenmetastasen verursacht werden (*palliative*, d. h. *lindernde* Strahlentherapie, mehr dazu auf Seite 176).

Zögern Sie nicht, dem Arzt alle Fragen zu stellen, die Sie auf dem Herzen haben – je besser Sie informiert sind, desto weniger schwer wird es Ihnen fallen, sich auf die notwendigen Therapiemaßnahmen einzulassen!

für die Strahlentherapie zuständige Arzt zudem ein aufklärendes Gespräch mit Ihnen führen, in dem er Ihnen ausführlich erläutert, was Sie über die anstehende Behandlung, ihre Wirkung und ihre Nebenwirkungen wissen müssen.

Hormontherapie

Hat sich der Tumor zum Zeitpunkt der Diagnose bereits über die Prostata hinaus ausgebreitet und Tochtergeschwülste (Metastasen) in Lymphknoten oder Knochen gebildet, kommt eine lokale Therapie – also Radikaloperation oder Bestrahlung der Prostata – meist nicht mehr in Frage. Ein fortgeschrittener, im Körper verstreuter Krebs erfordert stattdessen, wie erwähnt, eine systemische, d. h. den Organismus insgesamt betreffende, Behandlung (s. Seite 144). Bei Prostatakrebs ist das im Wesentlichen die Hormontherapie.

Bei der Prostatektomie werden die Krebswucherung und das restliche Drüsengewebe aus dem Körper entfernt, bei der Strahlentherapie abgetötet. Die Hormonbehandlung der bösartigen Prostatawucherung verfolgt einen anderen Weg: Die Krebsgeschwulst wird weder entfernt noch zerstört. Hormone sollen das Wuchern der Krebszellen bremsen, damit der bösartige Tumor nur noch langsam oder für längere Zeit gar nicht mehr wachsen kann. Die Hormontherapie ist also nicht in der Lage, den Krebs zu heilen, aber sie kann die Lebenszeit des betroffenen Mannes verlängern und seine Lebensqualität wieder verbessern.

Was bewirken Hormone?
Einige theoretische Vorbemerkungen über den Hormonhaushalt eines gesunden Menschen sind unvermeidlich, um verstehen zu können, was bei der Hormonbehandlung vor sich geht. Hormone

sind körpereigene Botenstoffe, die in vielfältigster Weise in alle Körperfunktionen eingreifen. Kontrolliert und gesteuert von einem Bereich des Zwischenhirns, dem *Hypothalamus*, und von der funktionell daran gekoppelten Hirnanhangsdrüse (*Hypophyse*), können viele dieser Hormone bestimmte Vorgänge im Körper anregen oder bremsen. In der Regel gibt es Hormonsysteme mit gegenläufigen Wirkungen. *Kalzitonin*, ein Hormon aus der Schilddrüse, senkt beispielsweise den Kalziumspiegel im Blut, indem es den Kalziumeinbau in den Knochen anregt; sein Gegenspieler *Parathormon*, produziert von den Nebenschilddrüsen, erhöht den Kalziumspiegel durch Kalziumabbau aus dem Knochen. Beide zusammen sorgen dafür, dass die Kalziummenge im Blut immer ausgeglichen bleibt. Mit diesem biochemischen Pro und Kontra können Stoffwechselvorgänge – in unserem Beispiel der Kalziumstoffwechsel – sehr rasch und genau reguliert werden.

Hormone sind lebenswichtige Substanzen. Mangel ebenso wie Überschuss an Hormonen verursachen deshalb schwere Störungen im Organismus.

Auch die Geschlechtsentwicklung und -funktion werden hormonell gesteuert. Das reicht von der Ausbildung und Reifung der Geschlechtsmerkmale bis hin zu Zeugung und Schwangerschaft. An diesen sehr komplexen Vorgängen sind verschiedene Hormone beteiligt.

Als Schaltstellen dienen, wie erwähnt, der Hypothalamus, der unter dem Großhirn liegt, und die Hypophyse, eine kleine Drüse am Schädelboden. Durch anregende (stimulierende) Hormone der Hypophyse werden die Geschlechtsdrüsen aktiviert. Das gilt ebenso für die Prostata. Aber auch untereinander stehen die Drüsen in einem funktionellen Zusammenhang (s. Abb. 16 auf Seite 163). Beispielsweise beeinflussen die Hoden, die neben den Samenzellen den größten Teil (90 Prozent) des männlichen Geschlechtshormons produzieren, auch die Prostata, die Zusatzstoffe für die Samenflüssigkeit im richtigen Moment und in richtiger Zusammen-

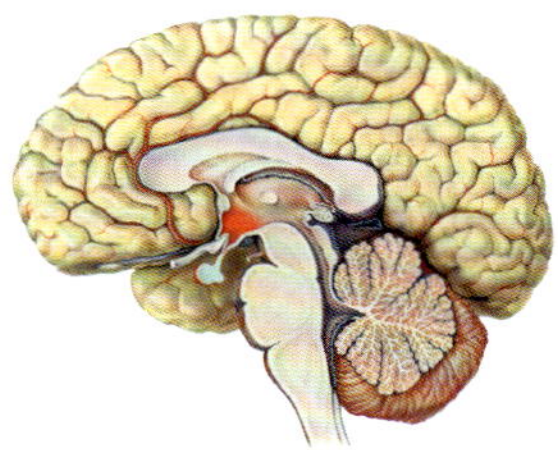

Wichtige Schaltstellen im Gehirn: Hypothalamus (rot markiert) und Hypophyse (türkis).

setzung absondern muss. Dieses Beziehungsgeflecht zwischen Hypothalamus, Hirnanhangsdrüse, Hoden und Prostata nutzt man bei der Therapie mit Hormonen gezielt aus.

LH steht für *luteinisierendes Hormon*, *LH-RH* ist die Abkürzung für *luteinisierendes Hormon-Releasing-Hormon* (engl. *release* heißt *freisetzen*). *FSH* bedeutet *Follikel stimulierendes Hormon.*

Der hormonelle Regelkreis wird vom Hypothalamus, sozusagen als oberste Instanz, gesteuert. Dieser Gehirnbereich produziert zunächst ein Hormon namens *LH-RH*, das stimulierend auf die Hirnanhangsdrüse wirkt. Dadurch angeregt, werden in dieser Drüse zwei weitere Hormone – *LH* und *FSH* – gebildet und ins Blut abgegeben.

LH wirkt direkt auf die hormonproduzierenden Drüsen (*Leydig-Zellen*) in den Hoden, die wiederum das männliche Geschlechtshormon **Testosteron** in die Blutbahn ausschütten. Eine Überproduktion von Testosteron wird vermieden, weil das im Blut kreisende Testosteron durch eine so genannte »negative Rückkopplung« die Abgabe weiterer stimulierender Hormone bremst. Mit anderen Worten: Je mehr Testosteron im Hoden gebildet wird, desto weniger LH schüttet die Hypophyse aus. Auf diese Weise ist stets für den jeweils nötigen Hormonspiegel gesorgt.

FSH wirkt beim Mann vor allem auf die Ausbildung der Samenzellen in den Hodenkanälchen und beeinflusst auch, aber in geringerem Maße, die Testosteronbildung. In Abbildung 16 sind die Abläufe innerhalb des hormonellen Regelkreises vereinfacht dargestellt.

Testosteron aus dem Hoden wirkt im Gehirn (es ist verantwortlich für den Geschlechtstrieb, das sexuelle Begehren), an der Muskulatur, am Samen produzierenden Gewebe, an der Prostata, und es setzt weitere Prozesse in Gang, die ebenfalls von männlichen Hormonen abhängen (z. B. Bart- und Schamhaarwuchs oder männ-

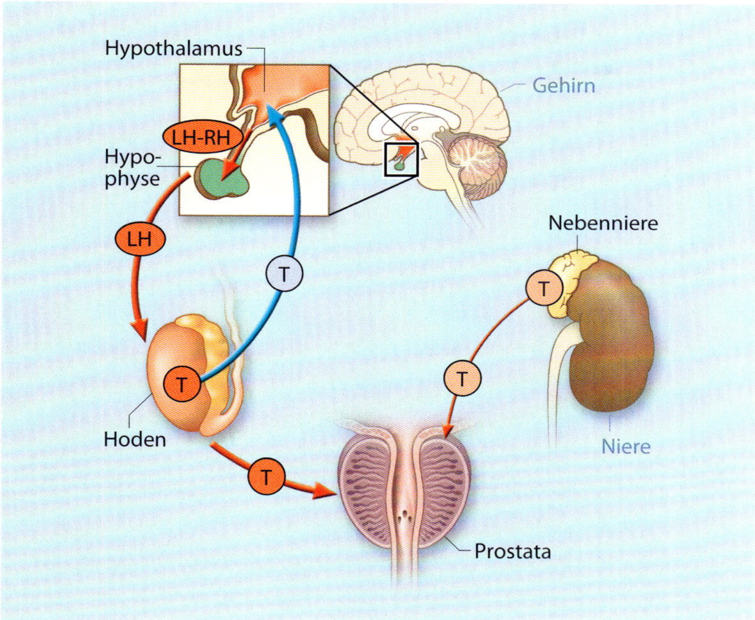

Abb. 16 Hormoneller Regelkreis: (LH-RH) = Releasing-Hormon aus dem Hypothalamus, (LH) = Vermittlerhormon aus der Hypophyse, (T) = Testosteron. Unabhängig von diesem Regelkreis bilden auch die Nebennieren eine gewisse Menge Testosteron ((T) bis zu zehn Prozent der Gesamtproduktion). Rote Pfeile = Hormonausschüttung, blauer Pfeil = negative Rückkopplung ((T) hemmt die Ausschüttung der steuernden Hormone LH-RH und LH).

liche Stimmbildung). Das Wachstum der Prostata und die Entwicklung der gutartigen Prostatavergrößerung sind, wie bereits erläutert, ebenfalls stark durch Testosteron bedingt (vgl. Seite 30–31). Umgekehrt ergibt sich daraus die Möglichkeit, durch einen Eingriff in den Hormonhaushalt – genauer: einen **Hormonentzug** – ein weiteres Fortschreiten von Prostatawucherungen zu beeinflussen. Das Wachstum des Prostatakrebses ist nämlich auch abhängig vom männlichen Keimdrüsenhormon Testosteron.

Eine Behandlung durch Hormonentzug oder Einnahme von weiblichem Hormon kann die Krebserkrankung zwar nicht vollständig heilen, aber eine Zeit lang zurückdrängen.

Das Konzept der hormonellen Therapie geht davon aus, entweder die Testosteronproduktion zu drosseln und damit den Testosteronspiegel im Blut zu senken oder nur die Wirkung von Testosteron auf die Prostata auszuschalten. Grundsätzlich gibt es vier Möglichkeiten, um diese Ziele zu erreichen. Drei davon kennen Sie bereits, wenn Sie den Abschnitt zur medikamentösen Behandlung im Kapitel über die gutartige Prostatavergrößerung gelesen haben (ab Seite 73):

→ **operativer Hormonentzug** durch Entfernung des hormonproduzierenden Hodengewebes;
→ **medikamentöser Hormonentzug** durch
   1. Unterdrückung der Produktion von anregenden Hormonen in der Hirnanhangsdrüse (LH-RH-»Nachahmer« oder -*Agonisten*);
   2. Hemmung der Hormonwirkung direkt an der Prostata (*Androgen*-Gegenspieler oder *Antiandrogene*);
   3. Hemmung der Hormonbildung im Hoden und der Hormonwirkung in der Prostata (Östrogene).

INFO

Der Fachbegriff für die Behandlung des Prostatakrebses durch Hormonentzug lautet *Androgendeprivation*. Testosteron ist das wichtigste unter den männlichen Hormonen (*Androgenen*), *Deprivation* kommt von lat. *privare = berauben*. Unangenehmer, aber natürlich genauso zutreffend ist der gängige Ausdruck *Kastration*.

Nebenwirkungen sind beim operativen wie beim medikamentösen Hormonentzug unvermeidlich. Sie betreffen die anderen wichtigen testosteronabhängigen Körperfunktionen, die genauso beeinträchtigt werden wie das Wachstum des Tumors. Sie führen nicht nur zum Nachlassen des Bartwuchses, sondern vor allem zur Verminderung des Geschlechtstriebes, zum Verlust des Erektionsvermögens und zur Zeugungsunfähigkeit, da das Samen bildende Gewebe entweder bei der Operation entfernt oder die Spermienbildung durch die Medikamente verringert wird. Eine Ausnahme bilden hier diejenigen Antiandrogene, die die Testosteronproduktion nicht einschränken, sondern nur die Aufnahme des

Hormons in die Körperzellen verhindern. Sie beeinträchtigen zwar in der Regel die Potenz nicht, können aber nur unter bestimmten Voraussetzungen zur alleinigen Behandlung des Prostatakrebses eingesetzt werden (s. Seite 170 f.).

Angesichts so erheblicher Folgen fällt es sicherlich schwer, sich für eine Hormontherapie zu entscheiden. Nicht für jeden Mann hat die Behandlung der Krebskrankheit Vorrang, wenn er dafür mit dem Verlust seiner Potenz rechnen muss. Andererseits kann der Gedanke, mit einem immer weiter fortschreitenden Prostatakrebs zu leben und nichts dagegen zu tun, psychisch so belastend sein, dass die Sexualität demgegenüber zweitrangig erscheint und schließlich doch der Wunsch nach einer Verlängerung der Lebenszeit siegt. Bevor Sie eine Entscheidung treffen, sollten Sie sich ausführlich von Ihrem Arzt beraten lassen und mit Ihrer Familie sprechen. Vielleicht hilft es Ihnen auch, mit anderen Männern zu reden, die in der gleichen Situation sind: In vielen deutschen Städten gibt es mittlerweile Prostatakrebs-Selbsthilfegruppen (Adressen finden Sie im Anhang).

Entfernung des Hodengewebes (operativer Hormonentzug)
Um die Produktion und Ausschüttung von männlichem Hormon zu verhindern, kann der Arzt das hormonproduzierende Hodengewebe chirurgisch entfernen. Entweder wird der gesamte Hoden weggenommen, oder Hodenhüllen und Nebenhoden bleiben erhalten. Bei dieser so genannten plastischen Hodenentfernung wird lediglich das Hodengewebe aus der Hodenkapsel ausgeschält. Alle anderen Strukturen des Hodens werden belassen, sodass keinerlei äußerliche Veränderungen erkennbar sind. Für die betroffenen Männer ist das verständlicherweise oft sehr wichtig. Der Eingriff ist klein und kann unter örtlicher Betäubung durchgeführt werden.

Unmittelbar nach der *Orchiektomie* – so lautet der medizinische Fachausdruck für die Hodenentfernung (von griech. *orchis* für *Hoden*) – beginnt der Testosteronspiegel im Blut kontinuierlich abzusinken, bis er einen Dauertiefstand erreicht hat. Folge: Der Tumor und seine Tochtergeschwülste schrumpfen; Letztere werden außerdem in ihrer Aktivität gehemmt.

Die Nebennieren produzieren zwar weiterhin Testosteron, doch reicht diese geringe Menge nicht aus, um den Krebs erneut zum Wachstum anzuregen.

Manche Männer empfinden es allerdings als nachteilig, dass doch eine Operation stattfindet, und möchten zudem ihre Hoden nicht verlieren. Von Vorteil ist immerhin, dass es sich um einen einmaligen, sofort wirksamen Eingriff handelt und sich danach die regelmäßige Einnahme von Tabletten oder das Spritzen von Hormonen erübrigt. Andererseits – darin unterscheiden sich operativer und medikamentöser Hormonentzug grundsätzlich – kann man eine Hodenentfernung natürlich nicht mehr rückgängig machen, während dagegen ein Absetzen der Medikamente die Testosteronproduktion in den Hoden wieder ansteigen lässt. Nebenwirkungen bzw. Folgen des Eingriffs sind, wie bereits genannt, der Verlust der Libido (also der Lust) und der Erektion, daneben Hitzewallungen, selten Schwellungen und Spannungsgefühle in den männlichen Brustdrüsen. Langfristig entwickelt sich außerdem durch die dauerhafte Ausschaltung der Testosteronproduktion im Hodengewebe eine *Osteoporose*: ein fortschreitender Abbau der Knochensubstanz, der das Risiko von Knochenbrüchen erhöht. Hilfreich ist hier eine frühzeitige Vorbeugung – vor allem durch regelmäßige Bewegung sowie durch eine Behandlung mit Kalzium und Vitamin D3 oder mit einem so genannten *Bisphosphonat* (mehr zu diesen Arzneimitteln auf Seite 168).

INFO

Die Testosteronbildung in den Nebennieren wird durch die Behandlung mit LH-RH-Agonisten nicht beeinträchtigt (vgl. Abb. 17a) ; ein vollständiges »Ausschalten« des Testosterons im Körper lässt sich nur durch die zusätzliche Einnahme von *Antiandrogenen* (s. Seite 168) erreichen. Die Ärzte sprechen dann von *kompletter Androgenblockade* im Gegensatz zur *testikulären*, die »nur« die Testosteronproduktion in den Hoden (lat. *testis*) stilllegt.

Senkung des Testosteronspiegels durch Medikamente (medikamentöser Hormonentzug)

Eine vollständige Blockierung des Testosteroneinflusses im Körper lässt sich nicht nur durch die Entfernung des Hodengewebes erreichen, sondern auch auf medikamentösem Weg. Von der »medikamentösen Kastration« war bereits im Abschnitt über die Behandlung der BPH (s. Seite 73) kurz die Rede. Die genannten drei Möglichkeiten haben unterschiedliche Vorzüge und Nachteile.

Unterdrückung stimulierender Hormone in der Hypophyse
Dazu wurden chemische Substanzen entwickelt, die dem Hormon LH-RH aus dem Hypothalamus gleichen und auch ähnlich, allerdings viel stärker wirken: die *LH-RH-Agonisten*. Diese Stoffe blockieren die Rezeptoren für das eigentliche, »echte« LH-RH in der Hirnanhangsdrüse und verhindern dadurch, dass LH – das Hormon, das die Hoden zur Testosteronausschüttung anregt – gebildet wird. Der hormonelle Regelkreis wird also im Gehirn unterbrochen (s. Abb. 17a).

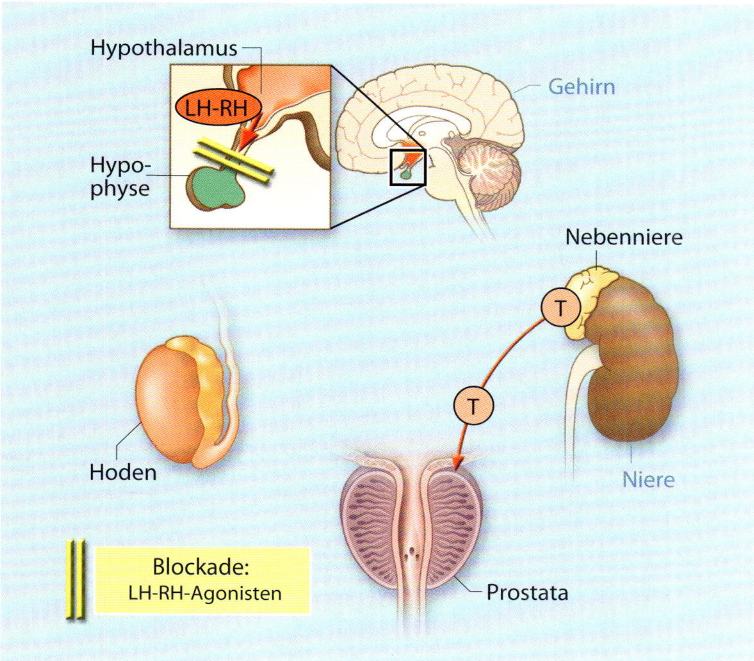

Abb. 17a Hormontherapie mit LH-RH-Agonisten: Sie hemmen die Bildung von (LH) in der Hypophyse und damit die Produktion von Testosteron im Hoden. Nur aus den Nebennieren erreicht die Prostata weiterhin eine geringe Menge Testosteron (T).

Durch den Einfluss der LH-RH-Agonisten kommt es zunächst zu einer Überstimulation der Rezeptoren. Infolgedessen produziert die Hirnanhangsdrüse vermehrt LH, und die Testosteronbildung in den Hoden steigt an – allerdings nur kurzfristig, denn unter dem anhaltenden »Beschuss« durch die »Pseudohormone« verausgabt sich die Hypophyse so sehr, dass sie schließlich überhaupt kein LH mehr liefert. Weil der LH-Impuls ausbleibt, kann im Hodengewebe nun kein Testosteron mehr gebildet werden; der Testosteronspiegel im Blut sinkt auf weniger als zehn Prozent des Normalwertes ab. LH-RH-Agonisten spritzt der Arzt alle ein, zwei oder drei Monate (*Depot*-Präparat), sie können aber auch für den gleichen Zeitraum als *Depot*-Implantat unter die Haut am Oberarm oder Bauch gepflanzt werden. Damit der anfänglich erhöhte Testosteronspiegel nicht an der Prostata zu einem Wachstum führt, verschreibt der Arzt zusätzlich ein *Antiandrogen*, das die Testosteronwirkung am Prostatagewebe blockiert (mehr zu diesen Medikamenten lesen Sie gleich im nächsten Abschnitt). Mit der Einnahme dieser Substanz – Wirkstoffname: *Flutamid* oder *Bicalutamid* – beginnen Sie einige Tage, bevor Sie die **erste** monatliche Spritze erhalten, und setzen sie bis zu zwei Wochen danach fort.

Die Wirkstoffnamen der eingesetzten LH-RH-Agonisten lauten *Buserelin*, *Goserelin*, *Leuprorelin* und *Triptorelin*.

Diese Therapie sollte unbedingt zuverlässig weitergeführt werden. Denn erfolgt die monatliche Injektion von LH-RH-Agonisten nicht rechtzeitig oder wird sie vergessen, so steigt der Testosteronspiegel im Blut erneut an und kann die Prostatageschwulst wieder zum Wachstum anregen. Die Nebenwirkungen der LH-RH-Agonisten sind etwa die gleichen, wie sie auch nach einer operativen Entfernung des Hodengewebes auftreten (s. dazu Seite 165).

INFO

Der Knochenschwund, den eine Therapie mit LH-RH-Agonisten langfristig verursacht, lässt sich aufhalten, wenn zusätzlich *Bisphosphonate* eingesetzt werden. Diese Medikamente wurden zur Behandlung der Osteoporose bei Frauen entwickelt.

Blockierung des hormonellen Einflusses direkt an der Prostata

Es gibt zwei verschiedene Arten von Antiandrogenen: zum einen solche, die die Rezeptoren für Testosteron an der Oberfläche bestimmter Körperzellen, einschließlich der Prostatazellen, besetzen und damit die Prostata gegen den Einfluss des Testosterons abschirmen – das sind die bereits erwähnten Substanzen *Flutamid* und *Bicalutamid* –, zum anderen solche mit einer kombinierten Wirkung. Der einzige Vertreter dieser Gruppe, das *Cyproteronacetat*, blockiert wie Flutamid und Bicalutamid die Rezeptoren für Testosteron in der Prostata, verringert zusätzlich aber noch die Ausschüttung von LH aus der Hypophyse. Dadurch sinkt der Testosteronspiegel im Blut ab – allerdings nicht so weit, wie es die

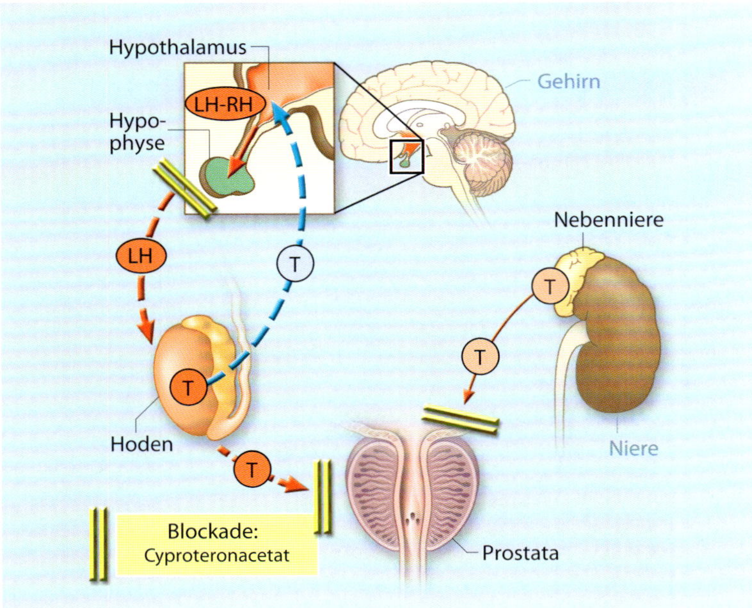

Abb. 17b Hormontherapie mit Cyproteronacetat: Das Medikament blockiert die Testosteronrezeptoren an den Prostatazellen und macht die Prostata damit »unempfindlich« für das Hormon. Gleichzeitig verringert Cyproteronacetat die Ausschüttung von (LH) aus der Hypophyse, sodass die Testosteronproduktion (T) in den Hoden sinkt. Das restliche Testosteron (T) aus den Nebennieren kann wegen der Rezeptorenblockade an der Prostata nichts mehr ausrichten.

LH-RH-Agonisten bewirken, trotzdem jedoch mit den bekannten Auswirkungen auf die Potenz (s. Abb. 17b).

Im Gegensatz zu Cyproteronacetat beeinflussen Flutamid und Bicalutamid die Testosteronproduktion im Hoden nicht: Testosteron wird weiterhin ins Blut ausgeschüttet, aber es entfaltet seine Wirkung in der Prostata nicht mehr. Das gilt übrigens auch für die geringe Menge Testosteron, die die Nebennieren liefern (s. Abb. 17c). Der große Vorteil dieser Behandlung liegt darin, dass die Leistungsfähigkeit erhalten bleibt, eine Osteoporose vermieden

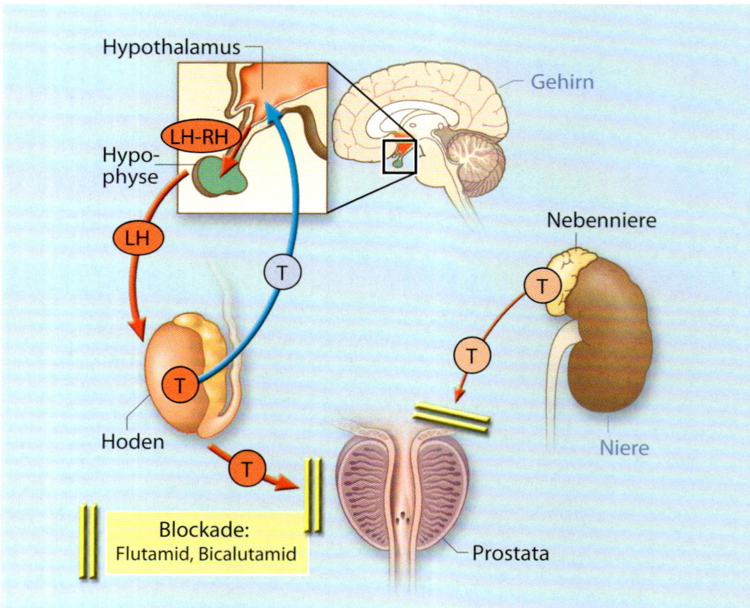

Abb. 17c Hormontherapie mit Flutamid/Bicalutamid: Diese Antiandrogene docken an die Testosteronrezeptoren der Prostatazellen an und verhindern so, dass Testosteron (T) in die Zellen gelangt. Der hormonelle Regelkreis bleibt davon unberührt. Auch das Testosteron (T) aus den Nebennieren hat keinen Einfluss mehr auf die Prostata.

und die Erektionsfähigkeit meist nicht beeinträchtigt wird. Nach neueren vergleichenden Untersuchungen reicht bei einem Tumor, der sich bereits über die Prostata hinaus ausgebreitet, aber noch keine Knochenmetastasen gebildet hat, eine Langzeittherapie mit Bicalutamid aus, um das Krebswachstum zu stoppen oder zu verlangsamen und damit die Zeit bis zum neuerlichen Fortschreiten der Erkrankung zu verlängern. Die erforderliche Dosierung des Medikaments für diese Therapie beträgt 150 Milligramm täglich. Die Zulassung von Bicalutamid zur alleinigen Behandlung (Monotherapie) des örtlich fortgeschrittenen Prostatakrebses steht in Deutschland bis jetzt noch aus.

Wie schon erwähnt, kann der Arzt Antiandrogene auch mit einer Entfernung der Hoden oder einem medikamentösen Hormonentzug durch LH-RH-Agonisten kombinieren, um so die gesamte Testosteronwirkung im Körper auszuschalten. Angewendet wird diese **komplette Androgenblockade** (vgl. Kasten auf Seite 166) hauptsächlich dann, wenn der Krebs nach einer Hodenentfernung oder einer Behandlung mit LH-RH-Agonisten trotzdem weiterwächst. Durch den kombinierten Einsatz eines LH-RH-Agonisten z. B. mit Flutamid lässt sich für einige Zeit ein Wachstumsstillstand erzielen.

Flutamid und Bicalutamid werden ebenso wie Cyproteronacetat als Tablette eingenommen. Als Nebenwirkungen von Antiandrogenen können Spannungsgefühle oder Schwellungen in den Brustdrüsen sowie Hitzewallungen auftreten, Flutamid kann zusätzlich Durchfall verursachen. Vor allem während einer Behandlung mit Cyproteronacetat kann es außerdem zu *Thrombosen* (Gefäßverschlüsse durch Blutgerinnsel), Herz(muskel)schwäche (*Herzinsuffizienz*) oder Herzrhythmusstörungen kommen. Deshalb wird Cyproteronacetat zur Hormontherapie bei fortgeschrittenem Prostatakrebs heute eher selten eingesetzt.

INFO

Schwellungen und Spannungsgefühle in den Brustdrüsen unter einer Behandlung mit Antiandrogenen lassen sich durch eine Bestrahlung der Brust verhindern. Dazu genügt eine geringe, für die Gesundheit unbedenkliche Strahlendosis.

Intermittierende Hormontherapie

Intermittierende, d.h. vorübergehende, Hormontherapie bedeutet, dass der Patient nur für einige Zeit entsprechende Medikamente erhält und dann eine Pause eingelegt wird. Die Länge der therapiefreien Zeit (Hormonpause) wird durch den Wiederanstieg des PSA-Wertes festgelegt. Spricht die Erkrankung auf die Medikamente an, kommt es zu einem erheblichen Absinken des PSA-Wertes. Dieser Abfall bis zum geringsten Messwert (sog. Nadir) dauert üblicherweise einige Tage bis Wochen. Wird die Hormontherapie beendet, steigt der PSA-Wert wiederum an. Mit dem Patienten muss vor der Therapie ein Schwellenwert (sog. cut-off-Wert) festgelegt werden (z.B. 5, 10 oder gar 20 ng/ml PSA), bei dem wiederum die Therapie mit Hormonen begonnen wird. Dies ist in den ersten Zyklen in etwa die Dauer der Hormonbehandlung, wobei der Tumor in weiteren Zyklen meist schneller wächst und die Medikamentengabe früher einsetzen muss.

Eine typische Behandlung ist also eine Hormontherapie für neun Monate (drei Injektionen eines 3-Monats-Depotpräparates), gefolgt von einem Anstieg des PSA-Wertes auf 5 ng/ml nach etwa wiederum acht bis neun Monaten und dann einer erneuten Hormontherapie (zweiter Zyklus).

Hinsichtlich der Kontrolle des Tumorleidens sind die kontinuierliche, also dauerhafte, und die intermittierende Hormontherapie gleichwertig. Durch die intermittierende Hormontherapie sollen die Krebszellen weniger schnell hormonunempfindlich werden. Außerdem fallen in der behandlungsfreien Zeit auch die Nebenwirkungen weg – für den betroffenen Mann oft eine Steigerung der Lebensqualität.

Besprechen Sie mit Ihrem Urologen, ob diese Therapie für Sie geeignet ist. Voraussetzungen hierfür sind ein eher langsam wachsender

Tumor im Anfangsstadium, der zunächst nur mit einem Hormonpräparat behandelt wird und die Bereitschaft des Patienten, die Kontrolluntersuchungen einzuhalten, um nicht den Zeitpunkt zu verpassen, an dem die Therapie erneut einsetzen muss.

Hemmung der Testosteronproduktion im Hoden und der Hormonwirkung in der Prostata

Die Bildung von Testosteron im Hodengewebe lässt sich auch durch eine Behandlung mit weiblichen Hormonen (Östrogenen) vermindern. Sie beeinflussen den hormonellen Regelkreis zwischen Hypothalamus und Hirnanhangsdrüse, indem sie die Ausschüttung von LH verringern. Damit nimmt der Impuls »von oben« an Stärke ab, und die Hormonproduktion im Hoden geht zurück. Gleichzeitig sorgen Östrogene dafür, dass in den Prostatakrebszellen weniger Testosteron in das eigentlich wirksame Dihydrotestosteron umgewandelt wird (vgl. Seite 31), und hemmen dadurch das Wachstum dieser Zellen.

Östrogene werden als Tabletten eingenommen (Wirkstoffe: *Diäthylstilböstrol, Ethinylestradiol*) oder in Depotform in das Muskelgewebe gespritzt (Wirkstoff: *Estradiol*). Obwohl weibliche Hormone auch beim Mann in geringen Mengen im Blut enthalten sind, führt die Behandlung mit den chemisch hergestellten Östrogenen zu beträchtlichen Nebenwirkungen und muss daher unter strenger ärztlicher Kontrolle erfolgen. Einige wichtige Nebenwirkungen kennen Sie bereits von den anderen Varianten des Hormonentzugs: Verlust der Libido und der Potenz, Schwellungen und Spannungsgefühle in den Brustdrüsen. Dieser teilweise schmerzhaften Brustvergrößerung als Folge des Östrogeneinflusses lässt sich jedoch vorbeugen, indem die Brustdrüsen vor Beginn der Behandlung durch einen kleinen operativen Eingriff entfernt oder durch eine Bestrahlung (vgl. Seite 171) »verödet« werden.

Wie Östrogene wirken, hängt in erster Linie von der Dosis ab: In geringen Mengen regen sie die Drüsenzellen der Prostata um die Harnröhre herum zum Wachstum an (vgl. Seite 31), in höherer Dosierung hemmen sie das Wachstum von Prostatakrebszellen.

Achtung

Diese Form der Östrogene ist nicht zu verwechseln mit den *Phytoöstrogenen*, die in Pflanzen enthalten sind und möglicherweise einem Prostatakrebs vorbeugen können (vgl. Seite 121).

Diese pflanzlichen Östrogene haben selbst nur eine geringe hormonelle Wirksamkeit und erzeugen daher keine der hier beschriebenen Nebenwirkungen.

Weitere Nachteile der Östrogenbehandlung sind die Einlagerung von Wasser ins Gewebe (Fachbegriff: *Ödeme*) mit Gewichtszunahme, eine Herz-(muskel)schwäche sowie eine vermehrte Neigung zu Thrombosen. Außerdem kommt es auf lange Sicht zu einer Osteoporose (s. Seite 166).

Weitere Möglichkeiten einer so genannten sekundären Hormonmanipulation mit Wirkung auf metastasierte Prostatatumoren sind die Gabe von Ketokonazol (einem Pilzmittel), Estramustin oder Abiratarone, einem Medikament, das jedoch erst in klinischen Studien erprobt wird.

Chemotherapie

Der Erfolg einer Hormontherapie kann sehr lange anhalten. Nach längerer Zeit kommt es jedoch vor, dass sich Krebszellen »verselbstständigen«, indem sie nicht mehr hormonabhängig wachsen. Wenn sich diese »hormontauben« Zellen vermehren, schreitet die Krankheit trotz der Hormonbehandlung erneut fort. Erkennbar ist eine solche Entwicklung daran, dass der PSA-Wert, den der Arzt während der Hormontherapie regelmäßig kontrolliert, nicht gleich bleibend niedrig ausfällt, sondern wieder anzusteigen beginnt. Unter diesen Umständen ist der Einsatz von Hormonen natürlich nicht mehr sinnvoll. Wie bei anderen Krebsleiden kann der Arzt dann auch bei einem Prostatakrebs erwägen, *Zytostatika* anzuwenden (von griech. *zytos* = *Zelle* und *stasis* = *Stehen, Stillstand*). Zytostatika sind Substanzen, die das Zellwachstum hemmen, vor allem das Wachstum sich schnell teilender Zellen (und das sind die meisten Krebszellen). Bei der Prostatageschwulst handelt es sich jedoch im Allgemeinen um langsam wachsendes Gewebe. Das bedeutet: Die Krebszellen haben bis zur nächsten Zellteilung oft genügend Zeit, durch Zytostatika entstandene Schäden an ihrem Erbgut zu »reparieren«, werden also in ihrer Vermehrung wenig beeinträchtigt. Deshalb wirken diese Mittel bei Prostatakrebs mitunter nicht so gut wie bei anderen Krebserkrankungen.

Die Behandlung mit solchen chemischen Substanzen, die das Wachstum bösartiger Zellen stoppen oder verlangsamen können, nennt man Chemotherapie.

Vor allem Schmerzen, die häufig von Absiedlungen der Geschwulst im Knochen ausgehen, lassen sich aber durch Zytostatika sehr gut beeinflussen. Eingesetzt werden beispielsweise Medikamente mit den Wirkstoffen *Epirubizin*, *Doxorubizin* oder *Mitoxantron*. Zusätzlich kann der Arzt zur Linderung von Knochenschmerzen *Bisphosphonate* verschreiben, die den Knochenabbau hemmen (s. Seite 168). Die Patienten erhalten sie – je nach Wirkstoff (*Clodronat, Ibandronat, Pamidronat, Zoledronat*) – in Form von Tabletten oder in Abständen von ein bis vier Wochen als Infusion. Als lebensverlängernd und schmerzlindernd bei hormonunabhängigem, metastasiertem Prostatakrebs hat sich in Studien die Kombination von Docetaxel und Prednison (einem Kortisonpräparat) erwiesen. Weitere Medikamente werden derzeit erprobt.

Die Chemotherapie kann ambulant stattfinden, muss jedoch von einem Facharzt durchgeführt werden, da Zytostatika die Funktion von Nieren und Leber beeinträchtigen können. Außerdem vermindern sie die Zahl der Blutzellen, die der Körper im Knochenmark produziert, und rufen damit eine Veränderung des Blutbildes hervor. Die Folgen können Blutarmut durch einen Mangel an roten Blutkörperchen, erhöhte Infektionsgefahr durch einen Mangel an weißen Blutkörperchen (am häufigsten), eventuell auch vermehrte Blutungsneigung durch einen Mangel an Blutplättchen sein. Von Haarausfall abgesehen, werden schwerere Nebenwirkungen bei der Zytostatikabehandlung des Prostatakrebses nicht beobachtet, weil die angewandten Substanzen »milder« sind als bei anderen Tumorleiden.

Schmerzen müssen nicht sein

Gelingt es nicht, durch eine Hormontherapie oder im fortgeschrittenen Stadium des Krebses durch eine Chemotherapie die Schmerzen zu lindern, so kommt eine Bestrahlung der Absiedlungsherde (Metastasen) in Frage: Knochengewebe, vor allem Wirbelkörper, die von Tochtergeschwülsten befallen sind, lassen sich erfolgreich bestrahlen. Dadurch werden die Schmerzen beseitigt. Einer eventuellen Instabilität der Wirbelkörper durch die Metastasen mit der Gefahr von Lähmungen an Armen oder Beinen wirkt die Bestrahlung ebenfalls entgegen, weil es danach wieder zu einer Festigung der Knochenstruktur kommt. Sind bereits Nervenschädigungen mit Lähmungen aufgetreten, so hilft ein rechtzeitig durchgeführter neurochirurgischer Eingriff. In einer Operation entfernt der Arzt die Knochenteile, die Nerven einengen, und stabilisiert den Knochen anschließend wieder. Schmerzen durch Knochenmetastasen lassen sich auch durch eine Behandlung mit radioaktiven Substanzen wie Strontium, Rhenium oder Alfaradin wirksam bekämpfen *(palliative Radionuklidtherapie)*. Sie werden über eine Vene injiziert und reichern sich im befallenen Knochengewebe an (vgl. Seite 142). Ihre Wirkungsdauer beträgt mehrere Monate; danach muss die Behandlung wiederholt werden.

Stärkere Schmerzen, die durch Absiedlungen entstehen, können nicht nur durch Bestrahlung und Chemo- bzw. Hormontherapie, sondern auch durch Kombination verschiedener Schmerzmittel meist gut bekämpft werden. Helfen solche Medikamente in Tablettenform nicht, so können sie unter die Haut gespritzt oder als Pflaster auf die Haut geklebt werden, oder die Schmerzmedikation wird stationär in einem Krankenhaus auf den individuellen Bedarf des Kranken abgestimmt.

INFO

Die Schmerztherapie ist eine symptomatische Therapie. Sie beseitigt nicht die Krankheit und nicht deren Ursache, lindert aber die Beschwerden. Und das ist – vor allem in fortgeschrittenen Erkrankungsstadien – eine große Hilfe für den betroffenen Mann.

»Zufallsbefund« Prostatakrebs

Gelegentlich entdeckt der Pathologe bei der Untersuchung von Gewebe, das bei einer transurethralen Resektion der Prostata entfernt wurde (vgl. Seite 77), bösartige Zellen. Eine Geschwulst war vorher durch Betastung der Prostata oder eine transrektale Ultraschalluntersuchung nicht zu bemerken. Es handelt sich also um eine Zufallsentdeckung bei der Ausschälung von gutartigem Prostatagewebe.

Die Behandlung des Tumors hängt, wie Sie inzwischen wissen, von seinem Stadium, seiner Bösartigkeit – sie wird in verschiedene Grade eingeteilt – sowie von Alter und Allgemeinzustand des Betroffenen ab (vgl. Seite 143). Ist die Geschwulst nur auf wenige kleine Anteile der Prostata begrenzt und von geringer Bösartigkeit, so genügt bei älteren Männern (über 70 Jahre) die alleinige Ausschälung der Prostata, da der Tumor auf diese Weise mit einiger Wahrscheinlichkeit vollständig beseitigt werden kann. Hat die Gewebeuntersuchung im Labor ergeben, dass es sich um eine bösartigere Geschwulst handelt, und ist der betroffene Mann jünger, so wird der Arzt die Prostata komplett entfernen. Denn die Wahrscheinlichkeit, dass ein jüngerer Mann innerhalb der nächsten zehn Jahre doch noch Probleme mit der Geschwulst bekommt, ist wesentlich höher als bei einem älteren.

INFO

Sind weniger als fünf Prozent des Gewebes vom Tumor befallen, so spricht man in der Fachmedizin von einem *inzidenten Karzinom. Inzident* heißt *zufällig*, *Karzinom* ist der Fachausdruck für eine Krebsgeschwulst.

Tumornachsorge

Zu jeder Krebsbehandlung gehören regelmäßige Nachuntersuchungen. In den ersten beiden Jahren nach einer Operation oder Bestrahlung finden sie recht häufig, nämlich alle drei Monate statt; danach hängen die Zeitabstände von der Gesundheit bzw. vom

INFO

Während des Hormonentzugs mit Medikamenten wird der PSA-Wert ebenfalls regelmäßig kontrolliert, da er sich gut zur Beurteilung des Behandlungserfolges eignet: Solange das PSA niedrig bleibt, ist die Therapie gut eingestellt und wirksam.

Krankheitsverlauf des betroffenen Mannes ab. Nur durch diese engmaschigen Kontrollen kann der Arzt rechtzeitig erkennen, ob der Tumor möglicherweise wieder auftritt oder erneut zu wachsen beginnt. Wesentlicher »Indikator« dafür ist der Blutwert des prostataspezifischen Antigens (s. Abschnitt »Laboruntersuchungen«, Seite 131–135), mit dessen Hilfe sich die weitere Entwicklung des Prostatakrebses sehr gut einschätzen lässt. Der PSA-Wert sinkt nach kompletter Entfernung der Prostata gegen null, nach einer Bestrahlung kann er auch über der Nachweisgrenze liegen. Ein Wiederanstieg einige Zeit später deutet darauf hin, dass erneut Tumorzellen im Körper vorhanden sind. In diesem Fall wird der Arzt in der Regel eine Hormontherapie einleiten, denn das Absenken des Testosteronspiegels im Blut kann alle Zellen des Prostatakrebses in ihrem Wachstum beeinträchtigen, auch wenn sie sich schon in andere Teile des Körpers ausgebreitet und Metastasen gebildet haben.

Wenn die Prostata nicht oder nicht vollständig entfernt wurde, kann der Arzt durch Tastuntersuchungen feststellen, ob sich das Geschwulstwachstum durch die Behandlung vermindert hat. Tastbefunde, PSA-Messungen und andere Bluttests ermöglichen es ihm zu beurteilen, wie sich die Geschwulst nach der Therapie entwickelt. Im Rahmen der Nachsorge können außerdem weitere Untersuchungen erforderlich sein, z. B. Ultraschallkontrollen, Röntgen- und computertomographische Untersuchungen oder Szintigraphien zum Auffinden von Tochtergeschwülsten in Lymphknoten und Knochen (ausführliche Informationen zu diesen Untersuchungen ab Seite 139).

Ein wichtiger Bestandteil der Tumornachsorge ist die Betreuung der an Prostatakrebs erkrankten Männer. Dafür stehen in vielen Krankenhäusern nicht nur der behandelnde Arzt, sondern auch psychologische Beratungsstellen und Sozialdienste zur Verfügung. Daneben gibt es nach der Entlassung aus dem Krankenhaus die Möglichkeit einer Anschlussheilbehandlung in einer speziell eingerichteten Nachsorgeklinik. Ein solcher Aufenthalt dient nicht nur der körperlichen Erholung; vielmehr bieten diese Rehakliniken auch die psychologische Hilfe von Fachleuten im Umgang mit der Krebserkrankung an – und die Gelegenheit, andere Männer in der gleichen Situation kennen zu lernen und mit ihnen zu reden.

Auch die Folge- und Begleiterscheinungen der Krebstherapie und ihre Behandlung sind Gegenstand der Nachsorge: vor allem Potenzstörungen und Harninkontinenz, die den betroffenen Männern – in der Regel vorübergehend – sehr zu schaffen machen können.

Zertifizierte Prostatakarzinomzentren

In letzter Zeit wurden spezialisierte Zentren zur Diagnostik und Therapie des Prostatakarzinoms – so genannte Prostatakarzinomzentren – etabliert. Sie müssen sich einem strengen Zertifizierungsprozess durch Onkozert (eine Teilgesellschaft der Deutschen Krebsgesellschaft) und den TÜV unterziehen und hohe Maßstäbe wie Mindestmengen an Patienten zur Diagnostik und Therapie (Operationen und Strahlentherapie) erfüllen sowie »Behandlungspfade« für ihre Patienten erstellen. Die Behandlungsqualität der Zentren wird regelmäßig durch so genannte Überwachungsaudits überprüft. In Prostatakarzinomzentren arbeiten klinisch tätige Urologen und Strahlentherapeuten eng mit Psycho-Onkologen und Röntgenärzten sowie niedergelassenen Urologen, Rehabilitationskliniken und Selbsthilfegruppen zusammen.

Meist besteht eine enge Kooperation mit anderen Organzentren an großen Kliniken wie einem Darm- oder Brustzentrum sowie einem Tumorboard oder einem so genannten Comprehensive Cancer Center (CCC) großer Universitätskliniken, die sämtliche Disziplinen zur Therapie bösartiger Tumoren einschließen.

INFO

Psycho-Onkologen sind Spezialisten (in der Regel Psychologen oder Mediziner), die sich mit den psychologischen Aspekten einer Krebserkrankung beschäftigen.

Prostatakarzinomzentren bieten meist gemeinsame (interdisziplinäre) Sprechstunden mit Urologen und Strahlentherapeuten an. Hier können sich Patienten mit Prostatakarzinom umfassend über Therapiemaßnahmen informieren.

Hier haben sie Gelegenheit, sich ausführlich beraten zu lassen – nicht nur vom Arzt, sondern auch von speziellen Fachkräften im Sozialdienst oder von Psychologen.

Empfehlungen

Auch wenn es Ihnen schwer fällt: Verschweigen oder verdrängen Sie Ihre Krankheit und die damit verbundenen Probleme nicht, sondern versuchen Sie darüber zu sprechen – mit Ihrem Arzt, mit Ihrer Frau oder Lebenspartnerin, mit Ihrer Familie, mit Freunden oder mit einem Psychologen. Vielleicht können Sie sich auch einer Prostatakrebs-Selbsthilfegruppe in Ihrer Nähe anschließen (Adressen auf Seite 194 f.).

Ein offener Umgang mit dem Krebs, der Austausch mit Menschen, die Ihnen nahe stehen, hilft Ihnen nach allen Erfahrungen am besten, Ihre Situation zu bewältigen. Hadern Sie nicht mit Ihrem Schicksal – auch wenn das eine sehr verständliche Reaktion ist. Versuchen Sie lieber, trotz aller widrigen Umstände, das Beste aus Ihrem Leben zu machen!

Das Wichtigste auf einen Blick

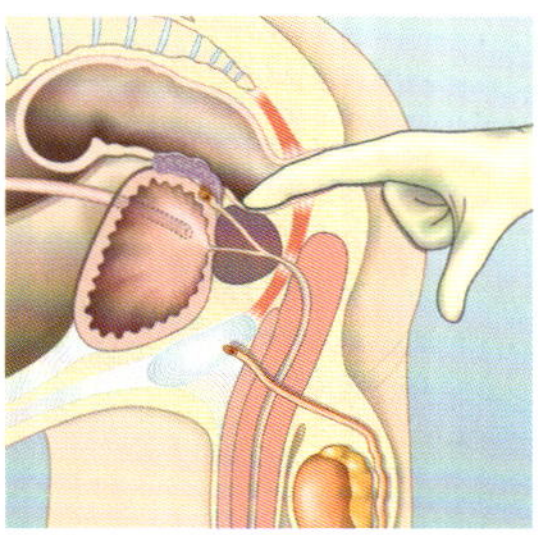

Die Heilungschancen bei einem Prostatakrebs sind groß, wenn die Geschwulst rechtzeitig entdeckt und konsequent behandelt wird. Der wichtigste, ständig zu wiederholende Rat ist daher:

Lassen Sie wenigstens einmal pro Jahr eine vorbeugende Untersuchung der Prostata durchführen, wenn Sie 45 Jahre oder älter sind!

Die Tastuntersuchung vom Enddarm her dauert meist nicht einmal eine Minute. Trotzdem hat sie bei einem erfahrenen Untersucher – in Verbindung mit der bei Krebsverdacht gezielt vorgenommenen PSA-Analyse – eine hohe Treffsicherheit. Wenn bei Ihnen ein Prostatakrebs diagnostiziert wurde und der Arzt zur Operation rät, sollten Sie sich möglichst rasch dazu entschließen. Auch wenn der Tumor oft sehr langsam wächst und wenig Beschwerden verursacht, kann es doch plötzlich und unvorhergesehen zu einem überschießenden Wuchern kommen. Hat der Krebs sich erst einmal über die Prostata hinaus ausgebreitet, ist die Behandlung schwieriger.

Der Prostatakrebs ist zweifellos eine schwere Krankheit. Aber er ist prinzipiell heilbar. Das sollten Sie sich immer vergegenwärtigen!

Die medikamentöse Therapie ist auf Dauer weniger erfolgreich. Deshalb haben die chirurgischen Behandlungsverfahren den Vorrang. Wenn eine Operation aus verschiedenen Gründen unangebracht erscheint, bietet die Behandlung mit Medikamenten – insbesondere die Hormontherapie – eine Alternative.

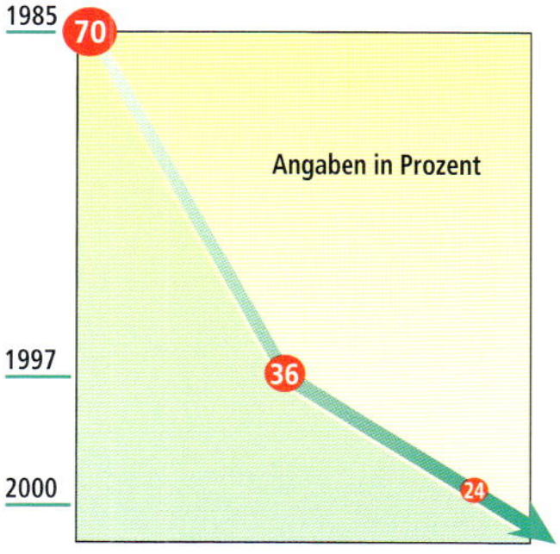

In den USA, wo die Vorsorge seit 1990 in großem Stil erfolgt, sterben mittlerweile deutlich weniger Männer an Prostatakrebs: 1985 hatten 70 % der Tumoren bei der Diagnose bereits Metastasen gebildet, 1997 waren es noch 36 und im Jahr 2000 nur noch 24 %. Tendenz: weiter fallend.

Auch wenn zunächst die Konfrontation mit der Diagnose erschütternd sein mag – das Wissen, dass heute vielfältige Behandlungsmöglichkeiten bestehen und insbesondere im Frühstadium des Krebses in den allermeisten Fällen eine Heilung erwartet werden kann, sollte Ihnen die Kraft geben, um die weiteren Schritte zuversichtlich anzugehen. Denn von der Klärung der Diagnose bis zum Abschluss der ersten Behandlungsmaßnahmen haben die Betroffenen eine Reihe von Belastungen zu überstehen, und sie müssen sich mit eventuellen Nebenwirkungen der Therapie arrangieren. Je besser Sie darüber Bescheid wissen und je klarer das Therapieziel ist, das Sie gemeinsam mit den Ärzten und mit Ihrer Familie festgelegt haben, desto besser können Sie diesen Abschnitt und Einschnitt in Ihrem Leben bewältigen.

Was Sie selbst tun können

Eine erwiesene Vorbeugungsmöglichkeit gegen Prostatakrebs gibt es nicht. Alle Faktoren, die generell das Krebs- und Erkrankungsrisiko erhöhen, bereiten jedoch auch dem Prostatakrebs den Nährboden. Dies gilt besonders für das Rauchen!

Jeder Mann über 45 Jahre sollte **einmal jährlich zur Krebsvorsorge gehen** und wachsam sein, wenn die folgenden Symptome oder Beschwerden bei ihm auftreten:

→ Schmerzen in der Dammregion;
→ eine plötzliche, auffallende Rotfärbung des Urins;
→ Druckgefühl in der Blasenregion;
→ Schmerzen beim Sitzen (z. B. auf dem Fahrradsattel);
→ Unregelmäßigkeiten beim Wasserlassen
→ (Symptome, die auch beim Prostata-Adenom auftreten können, s. Seite 33);
→ Schmerzen beim Stuhlgang und/oder veränderter Stuhl;
→ plötzliche Veränderungen im Sexualverhalten – Schmerzen beim Samenerguss, Schwierigkeiten mit der Potenz oder ungewöhnliche plötzliche Erektionen nachts bzw. morgens.

Alle diese Erscheinungen müssen nicht in Veränderungen der Prostata begründet sein, können aber damit zu tun haben. Sie sollten dann zügig zum Urologen gehen und sich untersuchen lassen.

Anhang

Für Männer, die nach einer Krebsoperation mit vollständiger Entfernung der Prostata vorübergehend den Harn nicht mehr zuverlässig halten können, bieten wir nachfolgend Tipps, wie sie ihren Beckenboden und damit den Blasenschließmuskel erfolgreich trainieren. Ein kleines Lexikon liefert kurze Erklärungen der wichtigsten Fachbegriffe zum Thema Prostata. Zu guter Letzt finden Sie hier ein Verzeichnis hilfreicher Anschriften von Patientenselbsthilfeorganisationen und anderen Informationsstellen.

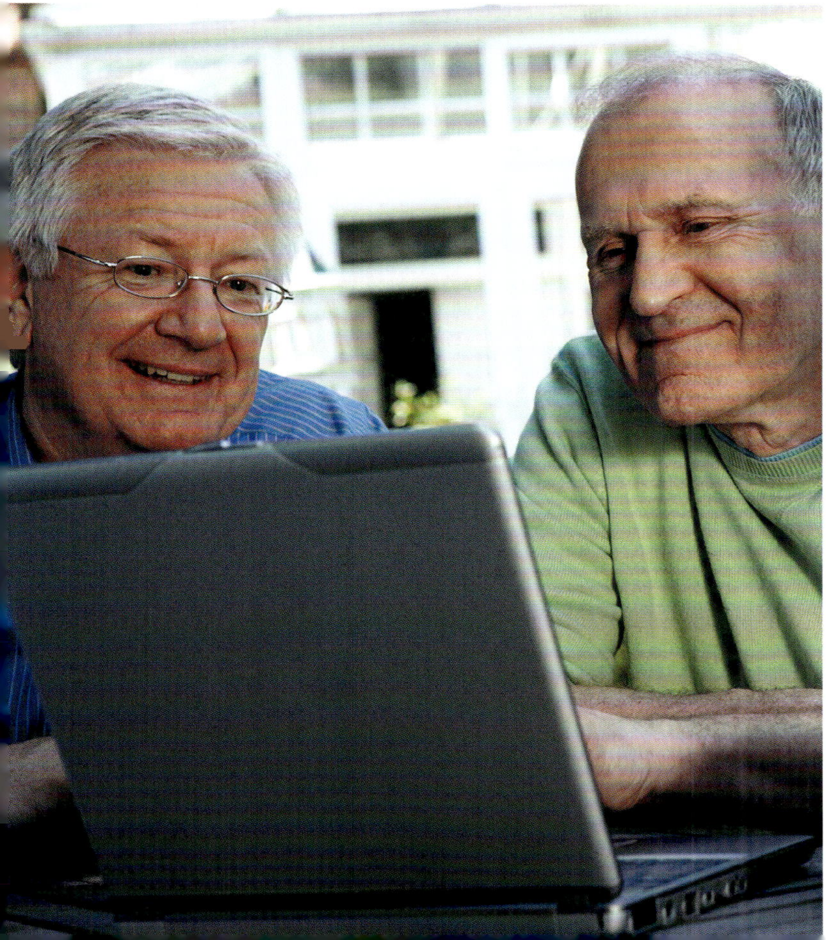

Beckenbodengymnastik: Hilfe bei Inkontinenz nach einer Radikaloperation

Wenn die Prostata wegen einer Krebsgeschwulst vollständig entfernt werden muss (*radikale Prostatektomie*), kann es nach der Operation zu einem – in der Regel vorübergehenden – unfreiwilligen Urinverlust kommen (Fachbegriff: *Harninkontinenz*, vgl. Seite 148). Mit Hilfe eines gezielten, konsequent und regelmäßig durchgeführten Beckenbodentrainings gelingt es, diese unangenehme Begleiterscheinung rascher zu beseitigen.

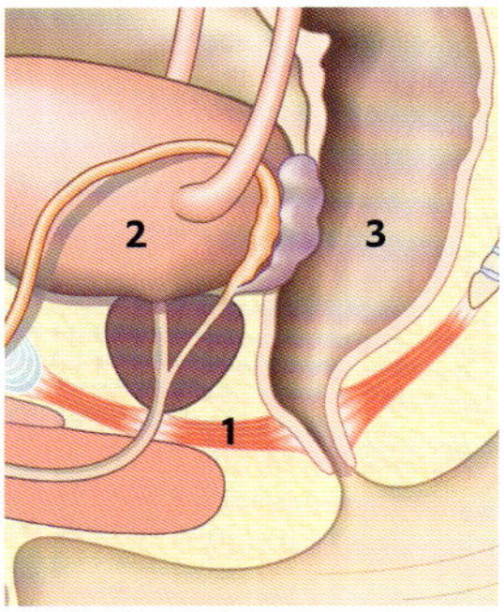

Der Beckenboden (1) bildet den äußeren Schließmuskel von Blase (2) und Darm (3).

Warum die Blase nach der Prostata-Entfernung »undicht« werden kann

Wie im Kapitel »Wissenswertes aus der Anatomie« erläutert, besitzt die Blase einen inneren und einen äußeren Schließmuskel. Beide sorgen dafür, dass wir nicht ununterbrochen Harn verlieren. Der **äußere Schließmuskel**, den wir bewusst aktivieren können, ist Bestandteil des **Beckenbodens**, einer Muskelplatte, durch die beim Mann sowohl die Harnröhre als auch der Enddarm hindurchtreten (vgl. Abb. 2, Seite 22, und auch Abb. 3a, Seite 24). Die Muskelfasern des Beckenbodens umschlingen Harnröhre und Darmausgang; **ein willentliches Zusammenziehen oder Entspannen steuert die Blasen- und Darmentleerung.**

Die Muskulatur um den inneren Blasenhals, am Übergang in die Harnröhre, bildet den nicht willentlich beeinflussbaren **inneren Schließmuskel** (vgl. Abb. 3b, Seite 24), unterstützt von den muskulären Anteilen der Prostata. Bei der radikalen Prostatektomie wird nicht nur die Prostata, sondern auch ein Großteil des Blasenhalses und damit des inneren Blasenschließmuskels entfernt. Nun muss **allein** der **äußere** Schließmuskel dafür sorgen, dass die Blase »dicht hält« – eine Aufgabe, in die er nach der Operation sozusagen erst hineinwachsen muss, die er also nicht sofort perfekt erfüllen kann.

Nach dem Entfernen des Katheters, der nach dem Eingriff etwa vier bis acht Tage in der Blase bleibt (vgl. Seite 146), kann es deshalb zunächst beim Aufstehen, Laufen, Husten, bei ruckartigen Bewegungen und körperlicher Anstrengung (Heben, schweres Tragen) zu unfreiwilligem Urinabgang kommen; der Arzt nennt das **Stressinkontinenz**. Die noch nicht verheilte Blasen-Harnröhren-Naht kann zusätzlich die Blase reizen und vermehrten Harndrang mit **Dranginkontinenz** auslösen.

So stärken Sie den Beckenboden

Bevor Sie mit dem Training Ihrer Beckenbodenmuskulatur und damit auch des äußeren Blasenschließmuskels beginnen, ist es wichtig, dass Sie den Beckenboden *visualisieren*, d.h. sich vorstellen, wo er liegt, wie Sie ihn spüren und bewusst anspannen oder entspannen können. Erste Anleitungen dazu erhalten Sie bereits vor der Operation, spätestens aber einige Tage vor dem Entfernen des Dauerkatheters. Eine hilfreiche Übung ist beispielsweise das Unterbrechen des Harnstrahls auf der Toilette, für das Sie den äußeren Blasenschließmuskel bzw. den vorderen Beckenboden »zusammenkneifen« müssen. Gelingt das Unterbrechen problemlos, arbeitet der Schließmuskel ordnungsgemäß. Sie sollten diesen »Test« jedoch nicht ständig wiederholen, da er sonst zu einem Fehlverhalten beim Wasserlassen führt. Er ist nur insoweit nützlich, als Sie damit lernen können, Ihren Beckenboden zu erspüren und gezielt anzuspannen.

Gymnastikübungen unter Anleitung eines Physiotherapeuten/einer Physiotherapeutin sind am besten geeignet, eine Harninkon-

INFO

Um Ihre Blasentätigkeit besser beurteilen zu können, wird der Arzt Sie nach der Operation bitten, ein *Miktionsprotokoll* zu führen. Darin tragen Sie genau ein, wann Sie Wasser lassen (= *Miktion*) und welche Harnmengen Sie dabei entleeren.

Bei sehr häufigem Harndrang und geringen Mengen wird Ihnen der Arzt ein *Anticholinergikum* bzw. *Spasmolytikum* verschreiben, das die Blase entspannt und ihr Volumen vergrößert. Dieses Medikament nehmen Sie einige Tage oder Wochen lang ein.

tinenz frühzeitig und dauerhaft zu beheben. Für ein solches Beckenbodentraining gibt es verschiedene erfolgreiche Konzepte. Einen bestimmten Ablauf haben jedoch alle gemeinsam: Sie wollen in einem langsamen Bewegungsrhythmus einen Spannungsaufbau, ein Anspannen, einen Spannungsabbau und eine Entspannung des Beckenbodens erreichen. So genannte Roll-on-**Übungen** auf einem großen Gymnastikball, der vor- und rückwärts bewegt wird, aktivieren speziell den vorderen Beckenboden und lassen sich daher sinnvoll für ein Kontinenztraining nach radikaler Prostatektomie einsetzen. Eine solche Roll-on-Übung, ent-

INFO

Ein aktives Beckenbodentraining unter fachlicher Anleitung dient dazu, die Haltefunktion des Beckenbodens bewusst wahrzunehmen und zu erlernen. Dadurch lässt sich die einwandfreie Funktion der Blase *schneller* wiederherstellen. Ob ein Patient tatsächlich seine volle Kontinenz erreicht, darauf scheint die Beckenbodengymnastik allerdings keinen Einfluss zu haben; das hängt hauptsächlich von der individuellen Situation des Betroffenen, von seinem Alter sowie von der Operationstechnik und damit von der Erfahrung des Operateurs ab.

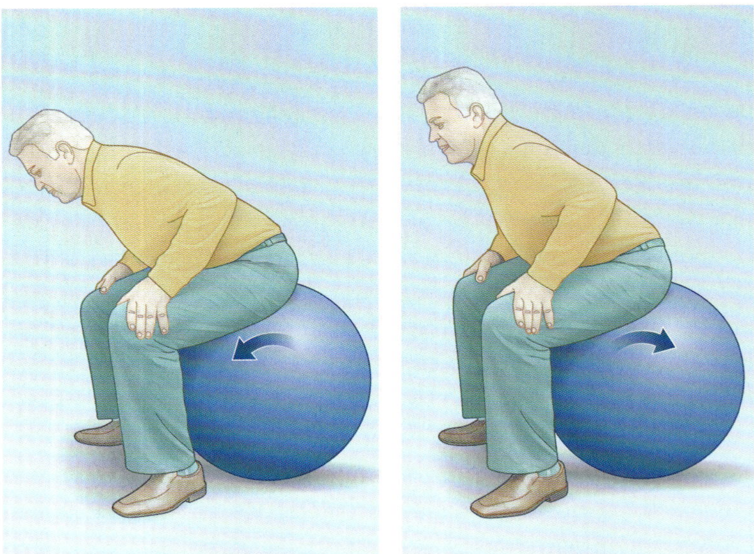

Abb. 18 die Roll-on-Übung auf dem Ball, hier dargestellt in vorgeneigter Haltung. Beim Rollen nach vorn (linkes Bild) atmen Sie aus; Zwerchfell, Bauchmuskeln und Beckenboden werden angespannt. Beim Zurückrollen (rechtes Bild) atmen Sie ein, die Muskulatur entspannt sich wieder. Stellen Sie sich dabei vor, wie der Blasenschließmuskel sich mit dem Ausatmen zusammenschnürt und beim Einatmen lockerlässt.

wickelt von der Münchener Physiotherapeutin Renate Tanzberger, stellen wir Ihnen hier beispielhaft vor.

Setzen Sie sich dazu in vorgeneigter oder aufrechter Haltung auf einen großen, prall aufgepumpten Gymnastikball. Stellen Sie die Füße in Hüftbreite fest auf den Boden. Hüft- und Kniegelenke sind ungefähr in einem 90-Grad-Winkel gebeugt, die Hände liegen auf den Oberschenkeln. Nun rollen Sie den Ball nach vorn – aber nur so weit, dass sich die Position der Beine kaum verändert und das Körpergewicht auf dem Ball bleibt –, halten diese Stellung für etwa eine Sekunde und rollen wieder zurück (s. Abb. 18). Während der Vorwärtsbewegung atmen Sie aus, und zwar gegen die fast geschlossenen Lippen; bilden Sie dabei einen Reibelaut (»chchchch«) zwischen Gaumen und Zunge. Beim Rückwärtsrollen atmen Sie ein. Vollführen Sie diese Roll- oder Wippbewegungen auf dem Ball im langsamen Rhythmus Ihrer eigenen Atmung etwa 10 bis 15 Minuten lang. Üben Sie aber auf keinen Fall mehr als zweimal 15 oder dreimal 10 Minuten täglich, da sonst eine Erschöpfung der Muskulatur eintritt – und damit das Gegenteil von dem, was Sie erreichen wollen!

Auch wenn sich das sehr kompliziert anhört: Lassen Sie sich nicht abschrecken! Ihr(e) Therapeut(in) wird Ihnen alles genau erklären und mit Ihnen üben!

Zwischen Zwerchfell, Bauchmuskulatur und Beckenboden besteht eine enge Verbindung (funktionelle Einheit). Alle diese Muskeln werden bei der Ballübung im Rhythmus des Ein- und Ausatmens zusammen entspannt und angespannt. Das »gebremste« Ausatmen gegen Widerstand bewirkt ein allmähliches Ansteigen der Spannung in Beckenboden und Blasenschließmuskel, die auf dem Ball besonders gut zu spüren ist. Beim Einatmen lockert sich die Muskulatur wieder. Wichtig: Achten Sie beim Üben unbedingt darauf, dass Sie nicht den gesamten Beckenboden und nicht den Afterschließmuskel, sondern **nur** den **vorderen** Beckenboden mit dem Blasenschließmuskel anspannen!

Den großen Gymnastikball (Pezziball) für Ihre Beckenbodenübungen bekommen Sie übrigens in Kaufhäusern. Er sollte einen Durchmesser von ca. 55–65 Zentimetern haben, abhängig von Ihrer Unterschenkellänge. Ihr(e) Therapeut(in) wird Sie vor einem Kauf beraten.

In der ersten Zeit nach der Operation sollten Sie vor allem ruckartige Bewegungen, die zu Harnverlust führen, vermeiden, also z. B. keine schweren Gegenstände hochheben und auch nicht Tennis oder Golf spielen.

Viele können den Urin übrigens nachts oder morgens besser halten als nachmittags: Zu dieser Zeit lässt die Konzentrationsfähigkeit des Gehirns, das die Tätigkeit des Beckenbodens steuert, nach.

Neben der regelmäßigen Beckenbodengymnastik können auch die folgenden Tipps für den Alltag dazu beitragen, dass Sie schneller wieder »kontinent« werden:

- → Viele Betroffene schränken sich bewusst beim Trinken ein und gehen extrem häufig zur Toilette, um unfreiwilligen Urinverlust zu vermeiden. Damit tun Sie Ihrem Beckenboden keinen Gefallen! Um ihn zu trainieren, sollten Sie ausreichend Flüssigkeit zu sich nehmen (mindestens zwei Liter pro Tag) und nur zur Toilette gehen, wenn Sie wirklich Harndrang verspüren.
- → Durch geringe Trinkmengen und Bewegungsmangel kann sich eine Verstopfung entwickeln, die bestehende Inkontinenzprobleme noch verstärkt. Achten Sie also auch auf regelmäßige Bewegung!
- → Versuchen Sie nach der Operation möglichst rasch in Ihr »normales« Leben zurückzukehren – damit aktivieren Sie ganz natürlich und unbewusst Ihr Schließmuskelsystem.

Kleines Lexikon der Fachbegriffe

5-Alpha-Reduktase-Hemmer
Medikamente zur Behandlung der gutartigen Prostatavergrößerung. Die Wirkstoffe Finasterid und Dutasterid hemmen das Enzym 5-Alpha-Reduktase. Dieses wandelt das männliche Geschlechtshormon → Testosteron im Prostatagewebe in das wirksamere Dihydrotestosteron um, das die Prostatazellen zum Wachstum anregt. Ein Mangel an Dihydrotestosteron bewirkt, dass das Drüsengewebe nicht mehr weiterwächst und die Prostatavergrößerung zurückgeht.

Alpha-1-Rezeptoren-Blocker
Medikamente, die bestimmte Bindungsstellen (Alpha-1-Rezeptoren) für körpereigene Botenstoffe gezielt blockieren. Sie greifen vor allem in Blutgefäßen, am → Blasenhals und in der Prostata an, wo sie erweiternd und entspannend auf das Gewebe wirken.

Androgene
Männliche Hormone, hauptsächlich in den Hoden gebildet; das wichtigste ist → Testosteron.

Balkenblase
Zustand der Blase, wenn die Muskulatur in der Blasenwand verstärkt »bälkchenartig« hervorspringt); tritt auf, wenn über längere Zeit eine Harnröhreneinengung bestand und die Blasenmuskulatur überanstrengt wird

Bauchspiegelung
Betrachtung der Bauchhöhle durch ein dünnes, röhrenförmiges Instrument (Laparoskop), das durch die Bauchdecke eingeführt wird. Bei einer Laparoskopie können z. B. Lymphknoten, aber auch die gesamte Prostata (bei Prostatakrebs) entfernt werden.

Blasenhals
Bereich am Übergang von der Blase in die Harnröhre. Die Muskulatur am Blasenhals bildet den nicht willentlich steuerbaren inneren Blasenschließmuskel.

Blasenhalssklerose
Verhärtung des inneren Blasenschließmuskels durch bindegewebige Strukturen; führt zur Verengung des → Blasenhalses und zu Blasenentleerungsstörungen

Blasenspiegelung
Betrachten des Blaseninneren durch ein dünnes, schlauchartiges Gerät (Zystoskop), das durch die Harnröhre eingeführt wird

Brachytherapie
Fachbegriff für die Bestrahlung von Tumoren auf kurze Entfernung, meist durch vorübergehendes oder dauerhaftes Einlegen radioaktiver Strahler in das Tumorgewebe

Endoskop
Dünnes, schlauchförmiges Instrument mit Lichtquelle, Lichtleitern und Spezialoptik, mit dem Körperhöhlen (z. B. Darm, Harnblase) von innen betrachtet werden können (→ Blasenspiegelung)

Gleason Score
Punktesystem von 2 bis 10 (score = Punktestand, Summe), nach dem der Pathologe Krebszellen beurteilt. Ein hoher Wert steht für einen besonders bösartigen, d. h. schnell wachsenden Krebs und eine ungünstige Prognose.

Harnsperre
Völliger, mitunter nur zeitweilig auftretender Verschluss der Harnröhre, der das Wasserlassen unmöglich macht. Es entwickelt sich ein Harnstau.

Hyperplasie
Vermehrung von Zellen eines Gewebes

Hyperthermie
Wärmebehandlung der Prostata vom Enddarm aus mit Temperaturen von 42 bis 45°C, nur zur Behandlung leichter Reizbeschwerden bei → Prostatahyperplasie

Hypertrophie
Vergrößerung der Zellen eines Gewebes

Interstitielle Laserkoagulation (ILK)
Alternative Therapieform zur klassischen Operation bei gutartiger → Prostatahyperplasie. Prostatagewebe wird mittels Laser gezielt »verbrannt«, wobei unter Betäubung eine dünne Lasersonde über die Harnröhre in die Prostata eingeführt wird. Meist bei kleinen Vorsteherdrüsen oder geringen Beschwerden angewandt

Leydig-Zellen
Testosteron produzierende Zellen im Hodengewebe

LH
Abkürzung für luteinisierendes Hormon. Von der Hirnanhangsdrüse ausgeschütteter Botenstoff, der beim Mann die Testosteronbildung anregt

LH-RH
Abkürzung für **l**uteinisierendes **H**ormon-**R**eleasing **H**ormon. Vom Hypothalamus (einem Teil des Zwischenhirns) ausgeschüttetes Hormon, das die Hirnanhangsdrüse anregt, u. a. → LH zu bilden und in den Blutkreislauf abzugeben

LH-RH-Agonisten
Substanzen, die die Ausschüttung bestimmter Hormone der Hirnanhangsdrüse hemmen und so indirekt die Testosteronbildung im Hoden verhindern

Metastasen
Tochtergeschwülste, die ein bösartiger Tumor an anderen Stellen im Körper absiedelt. Ausbreitung meist über Blut- und Lymphwege

Östrogene
Weibliche Geschlechtshormone

Potenz
Bedeutet eigentlich »Fähigkeit«, »Vermögen«, »Macht«. In der Sexualmedizin beim Mann die Fähigkeit, den Geschlechtsverkehr auszuüben. Der Verlust der Potenz wird als Impotenz bezeichnet.

Prostatahyperplasie, benigne (BPH)
Gutartige (benigne) Wucherung des inneren Prostatagewebes, die zu einer Vergrößerung der Vorsteherdrüse führt. → Hyperplasie und → Hypertrophie treten beide bei einer Prostatawucherung auf, sodass die Begriffe Prostatahyperplasie, Prostatahypertrophie, Prostata-Adenom und BPH die gleiche Krankheit beschreiben.

Prostatektomie
Operative Entfernung der Prostata (z. B. bei Krebs)

Prostatitis
Entzündung des Prostatagewebes, meist durch Bakterien

Prostatodynie
Schmerzhaftigkeit der Prostata

PSA (prostataspezifisches Antigen)
Körpereigener Eiweißstoff, der von Prostatazellen gebildet wird und dessen erhöhte Werte im Blut auf Veränderungen der Vorsteherdrüse hinweisen können. PSA dient insbesondere auch als »Marker« für die Nachsorgeuntersuchung im Falle von Prostatakrebs.

Restharn
Harnmenge, die nach dem Wasserlassen in der Harnblase verbleibt, da diese nicht vollständig entleert werden kann

Rezeptoren
Abschnitte an der Wand von Zellen, die körpereigene Botenstoffe oder Medikamente binden können. Über die Rezeptoren können die jeweiligen Substanzen in die Zelle eindringen oder Reaktionen in der Zelle auslösen. Sind die Rezeptoren durch andere Wirkstoffe (Rezepto-

renblocker) »besetzt«, können Medikamente oder Botenstoffe nicht wirksam werden (→ Alpha-1-Rezeptoren-Blocker).

Sonographie
Untersuchung des Körperinneren mittels Ultraschall (von außen oder durch ein → Endoskop); nutzt die unterschiedlichen Reflexionseigenschaften der Organe für Schallwellen aus. Ein Empfänger registriert die verschiedenen Echos, die dann in ein Bild umgewandelt werden können.

Testosteron
Männliches Keimdrüsenhormon

Thermotherapie
Wärmebehandlung der Prostata von der Harnröhre aus. Es werden durch Mikrowellen Temperaturen von 45 bis zu 80°C erzeugt. Das Prostatagewebe schrumpft nach der Behandlung.

Transurethrale laserinduzierte Prostatektomie (TULIP)
Alternative Therapieform zur klassischen Operation bei gutartiger → Prostatahyperplasie. Prostatagewebe wird von der Harnröhre aus verbrannt. Über einen speziellen Blasenkatheter mit Ballon wird die Lasersonde in den Prostatabereich gebracht.

Transurethrale Nadelablation der Prostata (TUNA)
Spezielle Form der Wärmetherapie. Dabei werden elektrische Sonden von der Harnröhre aus in die Prostata eingestochen, mit denen das Gewebe örtlich »verkocht« wird. Danach schrumpft die Drüse an diesen Stellen.

Transurethrale Inzision der Prostata (TUIP)
Operationsverfahren bei gutartiger → Prostatahyperplasie oder Verengung des → Blasenhalses. Dabei wird das Prostatagewebe durch die Harnröhre hindurch an bestimmten Stellen eingekerbt, um den Harnabfluss zu verbessern.

Transurethrale Resektion der Prostata (TURP)
Häufigstes Operationsverfahren bei gutartiger → Prostatahyperplasie, bei dem Prostatagewebe durch die Harnröhre entfernt wird

Transurethrale Vaporisierung der Prostata (TUVP)
»Verdampfung« (Vaporisierung) von Prostatagewebe durch Strom sehr hoher Energie. Wie bei der → TURP wird das innere Drüsengewebe ganz entfernt.

Urethra
Griechisch für Harnröhre

Urodynamische Untersuchung
Druckmessung in der Harnblase

Uroflowmetrie
Messung der Harnflussgeschwindigkeit in Millilitern pro Sekunde

Urologe
Facharzt, der sich auf Krankheiten der harnableitenden Organe und der Nieren spezialisiert hat

Visuelle laserinduzierte Prostatektomie (VLAP)
Alternative Therapieform zur klassischen Operation bei gutartiger → Prostatahyperplasie. Prostatagewebe wird von der Harnröhre aus unter Sichtkontrolle durch ein → Endoskop mit einem Laserstrahl verbrannt.

Zystoskopie
Fachbegriff für → Blasenspiegelung

Zytostatika
Chemische Substanzen, die in die Zellteilung eingreifen. Sie werden in der Behandlung mancher Autoimmunerkrankungen (z. B. bestimmter Rheumaformen) und bei Krebsleiden eingesetzt.

Wichtige Anschriften

Es gibt derzeit keine Patientenselbsthilfeorganisation speziell für Männer mit gutartiger Prostatavergrößerung. Wer aufgrund einer Prostata-Erkrankung oder nach einem operativen Eingriff an der Prostata den Urin nicht mehr halten kann (Harninkontinenz), findet bei der Deutschen Kontinenzgesellschaft Rat. Männern mit Potenzstörungen nach einer radikalen Prostatektomie steht die Selbsthilfegruppe Erektile Dysfunktion zur Seite. Wenn Sie an Prostatakrebs erkrankt sind, können Sie sich bei den hier aufgeführten Krebshilfestellen informieren und beraten lassen.

Kontakt und Austausch mit anderen Betroffenen bieten die mittlerweile in großer Zahl gegründeten Selbsthilfegruppen für Männer mit Prostatakrebs. Bei den genannten Adressen erhalten Sie nicht nur Auskunft und Unterstützung; Sie erfahren auch, ob es in Ihrer Nähe eine Selbsthilfegruppe gibt, der Sie sich anschließen können.

Deutsche Kontinenzgesellschaft e. V. (GIH)
Friedrich-Ebert-Straße 124
34119 Kassel
Tel. 05 61/78 06 04
Fax 05 61/77 67 70
E-Mail: info@kontinenz-gesellschaft.de
Internet: www.gih.de

Selbsthilfegruppe Erektile Dysfunktion (Impotenz)
Weiherweg 30 A
82194 Gröbenzell
Tel. 0 81 42/59 70 99
E-Mail: kontakt@impotenz-selbsthilfe.de
Internet: www.impotenz-selbsthilfe.de

Bundesverband Prostatakrebs Selbsthilfe (BPS) e. V.
Alte Straße 4
30989 Gehrden
Tel. 0 51 08/92 66 46
Fax 0 51 08/92 66 47
kostenlose Beratung unter 08 00/7 08 01 23
(Di, Mi u. Do von 15–18 Uhr)
E-Mail: info@prostatakrebs-bps.de
Internet: www.prostatakrebs-bps.de

Deutsche Krebshilfe e. V.
Beratungsdienst
Buschstraße 32, 53113 Bonn
Tel. 02 28/7 29 90 95 (Mo–Fr 8–17 Uhr)
Fax 02 28/72 99 011
E-Mail: Beratungsdienst@krebshilfe.de
Internet: www.krebshilfe.de

Deutsche Krebsgesellschaft e. V.
Tiergarten Tower
Straße des 17. Juni 106–108
10623 Berlin
Tel. 0 30/32 29 32 90
Fax 0 30/3 22 93 29 66
E-Mail: web@krebsgesellschaft.de
Internet: www.krebsgesellschaft.de

Krebsinformationsdienst KID
Deutsches Krebsforschungszentrum
Im Neuenheimer Feld 280
69120 Heidelberg
Tel. 0 62 21/41 01 21
kostenlose Informations-Hotline:
08 00/4 20 30 40 (Mo–Fr 8–20 Uhr)
Fax 06221/401806
E-Mail: krebsinformation@dkfz.de
Internet: www.krebsinformation.de

Österreich
Selbsthilfe Prostatakrebs
Dachverband Österreich
Obere Augartenstraße 26–28
1020 Wien
Tel./Fax 01/3331010
(Di 17–19, Do 10–12 Uhr)
E-Mail: info@prostatakrebse.at
Internet: www.prostatakrebse.at

Weitere nützliche Informationen im Internet finden Sie unter

www.urologenportal.de
(Verzeichnis aller niedergelassenen Urologen und Kliniken mit urologischer Abteilung in Deutschland)

www.prostatakrebse.de

Stichwortverzeichnis

Stichwortverzeichnis

Stichwortverzeichnis

M

N

O

P

Stichwortverzeichnis

W

Z

Abbildungsnachweis

S. 5 links, 7, 13, 115: Creatas Images/Thinkstock/Getty Images
S. 5 rechts, 8, 29, 183: Liz Gregg/ Thinkstock/Getty Images
S. 6, 10, 50, 105, 110, 124, Hintere Umschlagklappe innen Mitte (Äpfel), hintere Umschlagklappe innen rechts (Zitronen und Limetten), Buchrückseite: Jupiterimages/ Thinkstock/Getty Images
S. 18: S. Hirzel Verlag / Frank Geisler
S. 19, 161: S. Hirzel Verlag / Dr. Hans Bräuer
S. 22, 24, 27, 35, 49, 41, 47, 49, 65, 76, 77 unten, 81, 84, 88, 90, 118, 137, 147, 163, 167, 169, 170, 180, 184: S. Hirzel Verlag / Jörg Neisel
S. 31, 129: S. Hirzel Verlag / Sonja Klebe
S 42: S. Hirzel Verlag/ S. v. Transehe-Roseneck
S. 43: Melanie Bertram
Vordere Umschlaginnenklappe, S. 45: ergo, Stuttgart
S. 53, 95, hintere Umschlagklappe (Autorenfoto): Prof. Rainer Hofmann
S. 55: Dr. Barba
S. 64: Coloplast
S. 67, hintere Umschlagklappe innen links (Brennnessel): Paul Adam, Wikimedia
S. 77 oben: Videoservice Fa. Karl Storz/Prof. Hartung /Prof. Hofmann
S. 108: Brand X Pictures/Thinkstock/Getty Images
S. 114, 122: Digital vision/Thinkstock/Getty Images
S. 120: Hermera Techonologies/Thinkstock/Getty Images
S. 123: S. Fischer
S. 125, 144: Comstock Images/ Thinkstock/Getty Images
S.126: BananaStock/Thinkstock/Getty Images
S. 127: S. Hirzel Verlag
S. 134: S. Hirzel Verlag/Fischer
S. 150: Gernot Matzke
S. 153: Varian Medical Systems
S. 157: Prof. Kurt Miller, Charite, Berlin
S. 181: S. Hirzel Verlag / Martina Ibelherr
S. 186: Jörg Neisel (Z), (nach Tanzberger/Springer Verlag)
Hintere Umschlagklappe innen links (Roggen): André Karwath, Wikipedia
Hintere Umschlagklappe innen links (Kürbiskerne und Früchte der Sägepalme): Botanik Bildarchiv Laux
Hintere Umschlagklappe innen rechts (Bananen): Stockbyte/Thinkstock/Getty Images
Hintere Umschlagklappe innen Mitte (Salat): Medioimages/Photodisc/Thinkstock/Getty Images

Hinweis: Die auf den Abbildungen dargestellten Situationen sind nachgestellt.

LESEN UND VERSTEHEN.

Eine Harninkontinenz oder eine Störung der Blasenfunktion kann jeden treffen – ob jung oder alt, Frau oder Mann.

Dieser Ratgeber bietet Information und Beratung zu allen Fragen der Blasenfunktionsstörung und der Inkontinenz für Betroffene und Angehörige. Ängste und Vorurteile werden abgebaut und so manches „Missverständnis" ausgeräumt.

Untersuchungen und Behandlung einer Vielzahl von Blasenproblemen werden anschaulich dargelegt und illustriert; Tipps und Tricks helfen den Betroffenen durch den Alltag.

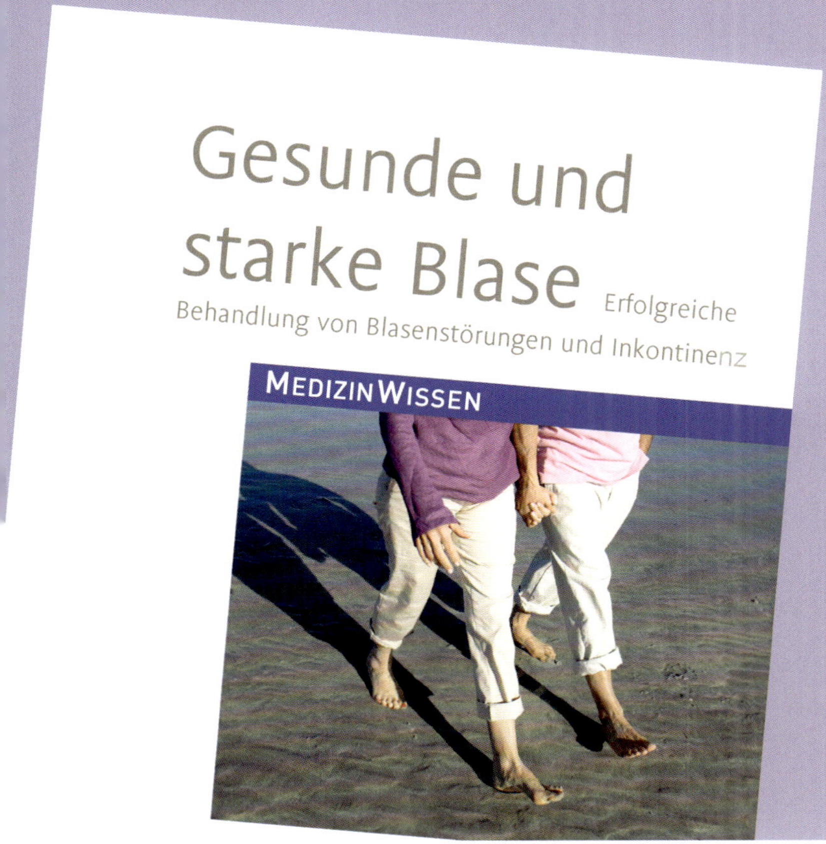

Reitz

Gesunde und starke Blase

Von Dr. med. André Reitz

2010. 296 Seiten.
120 Abbildungen.
11 Tabellen.
Kartoniert.

ISBN 978-3-7776-1818-0
PZN 6424528

HIRZEL MedizinWissen

HIRZEL Verlag · Birkenwaldstraße 44 · 70191 Stuttgart
E-Mail: service@hirzel.de · Internet: www.hirzel.de

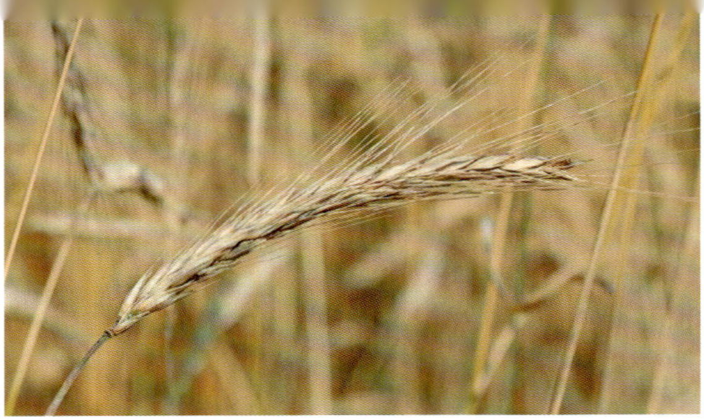

Roggenpollen (Secale cereale)

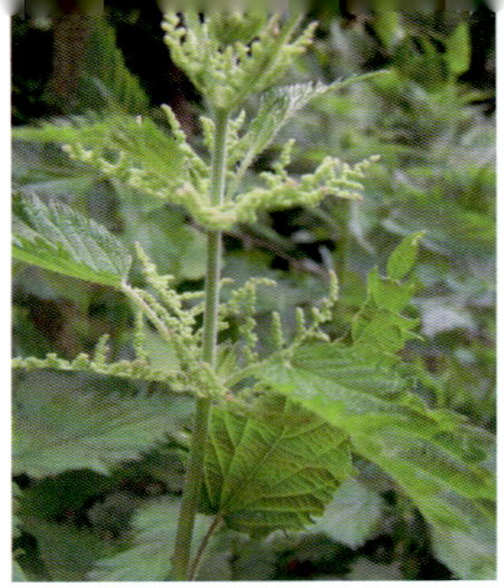

Brennnessel (Urtica dioica)

Heilpflanzen bei leichten Prostatabeschwerden

Wenn der Harn nicht mehr so kräftig fließt, wenn Sie tags und auch nachts häufiger zur Toilette gehen müssen und der Arzt eine beginnende Prostatavergrößerung festgestellt hat, dann können Ihnen nebenwirkungsfreie pflanzliche Arzneimittel helfen: Sie bremsen eine weitere Vergrößerung der Prostata, beruhigen heftigen Harndrang und verstärken den Harnstrahl. Die vier hier abgebildeten Pflanzen liefern wirksame Auszüge für Kapseln, Tabletten, Dragees und Tropfen. Kürbissamen bekommen Sie auch als Granulat und natürlich als ganze Kerne. Lesen Sie mehr zu pflanzlichen Arzneimitteln ab Seite 66.

Kerne des Arzneikürbis (Cucurbita pepo)

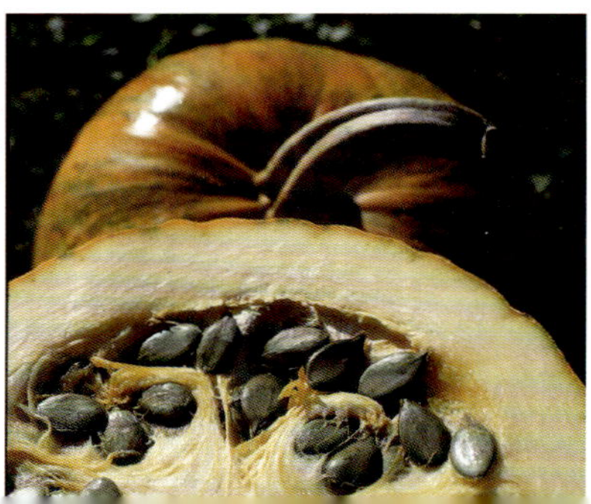

Früchte der Sägepalme (Sabal serrulatum)

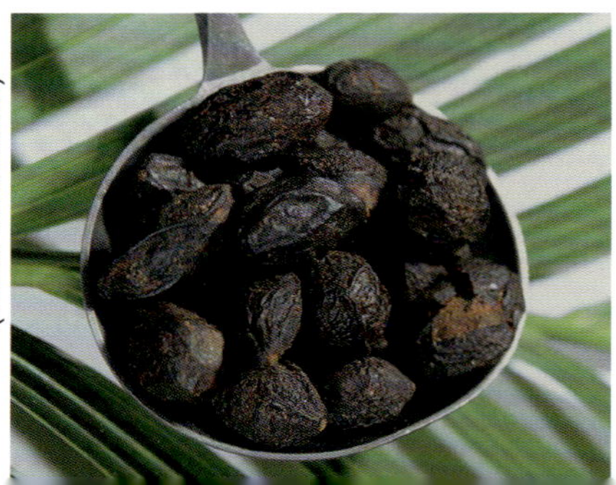